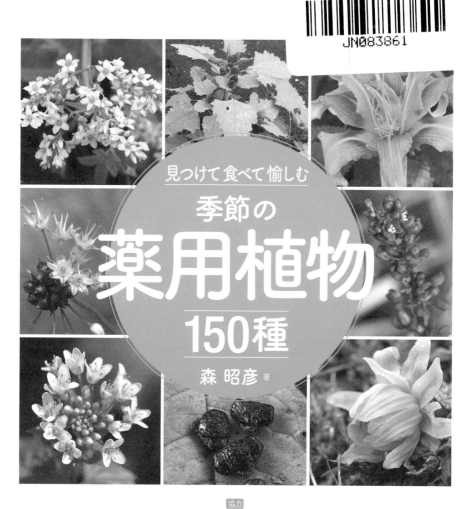

見つけて食べて愉しむ

季節の

薬用植物

150種

森 昭彦 著

協力

宇佐美 望樹
（食養研究家）

秀和システム

JN083861

● 著・写真・イラスト

森 昭彦（もり あきひこ）

1969年生まれ。サイエンス・ジャーナリスト。ガーデナー。自然写真家。おもに関東圏を活動拠点に、植物と動物のユニークな相関性について実地調査・研究・執筆を手がける。著書は、『帰化&外来植物 見分け方マニュアル950種』（弊社）をはじめ、『身近な雑草のふしぎ』『身近な野の花のふしぎ』『うまい雑草、ヤバイ野草』『身近にある毒植物たち』（SBクリエイティブ）など多数。

● 協力・料理写真提供・レシピ監修

宇佐美 望樹（うさみ みき）

食のライフプランナー、フットボールヘルスコーチ。野草や蜂蜜などその土地の「自然にあるもの」を用いて、世界中で「生きる知恵」を伝える活動家。ロンドンでメイクアップアーティストとして活動し、帰国後にマクロビオティックと出逢い自然療法を始める。野草料理や、無農薬無肥料の自然栽培畑を愉しみながら、野草で100年先も豊かにするNGO法人YASOUENの代表理事、YASOU合同会社代表。

制作協力

松原章子、たかすのす（岐阜県郡上市高鷲町）、蓑島俊輔、蓑島杏実、谷口くるみ、洞口美穂子、大西琢也、大西真子、長屋智恵子、大場慶司、大沼翼、山下智道、東昭史、半谷美野子、川上和男、森ひとみ、森あおい

はじめに

　どんなときも、わたしたちは草花に囲まれて暮らしている。

　不思議なもので、〝非常に重要な薬草〟の多くが、ごく身近に住んでいる。日ごろから雑草としてむしっているソレが医薬品の製薬原料であると知ったら、あなたの好奇心はいくらかでもぷくっと膨らんでくれるだろうか。

　実のところ、祖先たちは長きにわたって身近な植物に助けを求め、時に中毒で悶絶し、時におおいなる苦悶から解放された。驚くほど多くの植物たちを使い倒した結果、身近で雑草と呼ばれるものの多くが「大きな助けになる」という成果をわたしたちに遺してくれたのである。そんな植物たちに、そこはかとなく熱っぽい好奇心を寄せられた初心者向けのガイドとして本書は企画・編集された。

　季節の薬草解説では、薬草としての収穫シーズンごとに、身近な薬草たちをご紹介してゆく。

　実のところ、その数があまりにも多いため、本書ではそのすみっこだけ—たったの150種超である。薬草としての作用、食用とした場合の美味しさについては、あくまで多くの論文や専門文献を渉猟しつつ、実際に試した筆者の経験的見解であり、利用を推奨するものではありません。読み物として、散歩の愉しみや好奇心の刺激にお役立ていただければ本懐である。よく似た種族との「見分け方」はイラストや写真を多用してご案内するものの、初学者が混乱しないよう、ポイントを絞った簡易版とした。言葉足らずの面も否めぬため、本格的な識別を望む場合は、別途専門図鑑をご参照いただきたい。

　レシピでは、「食べてみる」を目的にして、基本的な「準備の一例」をご案内する。「野生の植物を食べる」という情報はたくさんあるけれど、「安全性の確保」について積極的に発信される機会が実際のところあまりない。はじめのうちに〝基礎〟を確立しておけば、痛い目にあう機会が激減あるいは皆無になるばかりか、ほかの人よりずっと美味しく愉しめる機会が増えることになる。

　いつもながら、本書の企画から大変な苦労をともにしてくださり、長年敬慕してやまぬ編集担当の益田賢治氏には心底より感謝を。料理で多大なご厚意を賜り、多くの写真を提供くださった宇佐美望樹氏にあらためて深く謝意を。なにからなにまで美味でした！　そして日ごろから驚異的な研鑽に励まれる山下智道氏と東昭史氏には、長年にわたり多くの示唆・教示・愉しみを賜りました。ご好意で助力くださいました左記の方々にもあらためて感謝申し上げます。

　最後に、いつもお世話になっている道ばたの生き物たちに、幸多からんことを——。

2022年11月30日　森 昭彦

薬草がたくさん

ごく身近の、なにげない、物静かな生き物たちの世界は、本当に美しく、愉しい。

植物の、囁くような営み、しかし超然と華やぐ姿は、知るほどに胸に迫ってくるものがある。

〝薬草〟が身の回りにどれくらいの種類がいるかといえば、どれほど控え目に見積もっても、あなたが目を丸めて驚くほどはいる。庭仕事や農作業をしている方々は、ドクダミ、ヨモギ、イノコヅチなどを引っこ抜いていることであろう。これらは重要な医薬品原料として大活躍している。

ヤブカラシもたいそう厄介な迷惑雑草であるが、古くから解毒・鎮痛薬として重宝される。使い方（安全な利用方法）によって、あるいは見る人によって、〝植物の真価〟があからさまに変わってしまうところなどは爽快である。

〝生薬（ショウヤク）〟というのは、自然界から

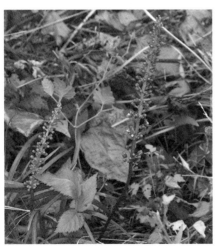

ヤブラン（P.99）は身近に多い美味しい薬草

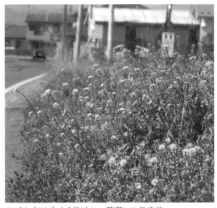

ナズナ（P.56）も〝美味しい薬草〟の代表格

広く薬用に使われるものを言う。なかでも医療用として「漢方薬に使われる植物（その特定の部分）」につき、厚生労働省が定めた基準にあうものは約300種。これは定期的な見直しがあり、対象となる植物も変わる。

〝民間薬〟は、伝統医療などで使われるものである。上記のヤブカラシのように、祖先が日常生活で得た「経験」に基づいて使われてきたもの。利用の規制はないけれど、使う者の才覚が試される分野で、知識と経験を積むほどに胸の高まりが止まらない世界となる。

美味しい薬草という存在

薬草は、ひどく苦いものが確かに多い。一方で、「旬」や「採取する箇所」、「下ごしらえ」や「あわせ技」で、この苦痛から見事に解放されることがある。あるいは同じ作用をもつのに、あるものは激烈に苦く、別のものは「大変美味」というのは実のところよくある話。つまり、どの薬草に、どんなポイントがあるのかを「知

るキッカケ」さえあれば、身近な世界の愉しみ方はぐんと膨らんでゆく。

日本の薬用・食用植物

日本の草花は、細かく分けると7,000種を超えるものたちが咲き乱れている。そのうち〝薬草〟とされる種族は10％前後とも言われるが、詳しいことはわからない。

薬草について、漢方薬の基礎とされる〝生薬学〟は、薬学部の学生は必修科目とされ、実は医学部の学生も必修科目となっている。医療の現場では、毒物の解毒治療、外科手術の予後治療、抗がん剤の副作用を抑える目的などで漢方薬が使われる場面が増えている。これは「使ってみたら、患者によかった」という経験が積み重なった賜物である。

本書では、広い地域で見ることができる種族を中心にご案内してみたい。

なんとなく見たことがある、または近所に生えている、そうした顔ぶれをご紹介するのはとても愉しい仕事である。医薬品や医療が手軽に望めるときはよいけれど、日本という災害大国に住んでいるかぎり、インフラが機能しなくなったとき、「応急処置としての薬や食料の確保」を自分でできたら、これほど心強いものはない。いまでも医療機関や薬局が不足する場所では、こうした知恵がしっかり伝えられている。

それにはまず、どんな植物たちが身近に住んでいるのかを、愉しみながら見てみたい。

植物の名前が……

信じがたいことに、目につくあらゆる植物に固有の名前がついている。とても覚えきれない、すぐに忘れてしまうと嘆く方が多いのだけれど、わたしなぞ、そもそも暗記する気がない。〝目〟で愉しむのに忙しいから。

植物の名はコロコロ変わる。名前どころか出身部族（分類のカテゴリー）からゴソっと変わる。これが頻繁に起こる。分類学者ごとに「好みや信念」にあわせて変えてしまうので、いちいち振り回されてはたまらない。

名を使いこなせると便利なことは多い。でも興味をもちはじめた頃から、名前の暗記で気落ちしてはもったいない。自分で好きな名をつけるくらい、愉しんで「見て」欲しい。大事なのは名前でなく、「見慣れること」。

植物毒の誤解

「毒なんて、加熱調理すれば大丈夫」。
そう豪語する人は、いまも案外多い。
ひとまず致死的な猛毒草の場合、加熱調理

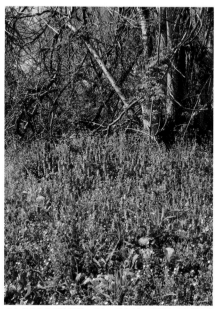

あらゆるものが〝名前〟をもつけれど、暗記よりも〝五感で覚える〟と身体に沁み込む

5

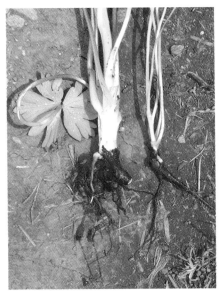

重大中毒事故が頻発するトリカブトの仲間 (P.41)。通常の加熱処理では減毒できない

ではどうにもならない。実際に中毒した方々はみな、下ごしらえと加熱調理をして集中治療室に運ばれた。

「自然界のものは身体によい」と、先進国を中心にブームが起きている。しかしその奥底では中毒医療センターがパンク状態にあると、海外の専門医たちが論文で嘆いている。

そこでなによりも大事となるのが「植物の見分け方」……ではなく、「知らないものは決して採らない」ことなのだ。

植物毒を決して甘く見積もってはならない。

下ごしらえが大事です

食べたり薬にできる植物は、本当にたくさんある。

植物を生き物としてみると、「植物は動物に食べられることを嫌う」、「植物同士でもなわばりに入ってくる者を許さない」という当然の〝防衛力〟を組み立てている。たいていの植物は、動物に対して「後悔させる」成分——有害で刺激性が高いものをたくさん生産し、なかには無味無臭のものもある。

そこで「水に浸ける」、「加熱調理する」などの減毒処理が欠かせない。

近年は、野生動物が人里に降りてくるようになり、多くの落とし物を残したり、体表にくっついていた寄生生物を、抜け毛と一緒に植物体に残したりする。つまり、すっかり忘れていた寄生虫問題が再燃しており、加熱処理の重要性が極めて高まっている。

自然世界を安全に愉しむために、下ごしらえの基礎 (P.156) だけは必ずマスターしておきたい。

〝旬〟の見極め

本編の各項目では「収穫期」をご案内している。

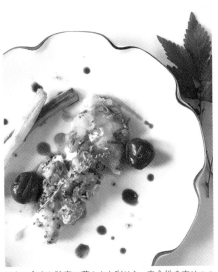

日々の食事と健康に華やかな彩りを。安全性を守りつつ愉しみを膨らませてみたい

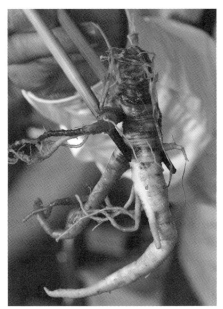

疲労回復や肝機能保護が注目されるツルニンジンの根（P.107)。作用を期待するなら収穫は初冬

　ところがここ10年以上、植物の動きが年ごとに大きく変わるようになった。収穫期はあくまで目安で、実際の生育を見て判断する必要が高まり、難易度が上がっている。

　旬を逃すと、食用種はどんな調理をしても美味しくないし、薬用種も有効成分量が大幅に減じたりする。

　植物たちは、成長段階によって有効成分の配置を細やかに変えている。わたしたちはそれを見抜いて恩恵に与る。伝統的な経験と、科学的な解析により、「いつ、どこを採るのがよいか」の目安が確かにある。

　四季がある日本では、旬の見極めがとても重要になる。

身近な世界の歩き方

　本書は「薬草としての収穫シーズン」ごとに

まとめてご案内してゆく。たくさんの「よく似た植物」たちが顔をだすけれど、すぐに覚える必要はまったくない。「なんだか似て非なるものがあったっけ」と、脳裏の片隅に置いていただくだけでも、必ずあとで役に立つ。

　どうしても「しっかり覚えたい」と願う人は、地元の観察会などに参加するとよい。あるいはフィールド・ガイドをプロとして行っている研究者の観察イベントに参加するのは大変よい。案内が上手な研究者と歩けば、そのときのシーンを思いだすことで、気をつけるべきことや植物の名前が思い浮かぶようになったりする。

　愉しいエピソードと一緒なら、記憶のページへ鮮やかに刻み込まれるから不思議である。筆者もしばしば受講して学びを愉しんでいる。

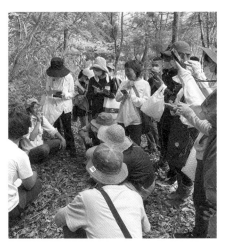

　このように自然界で愉しむには〝安全確保〟の意識が欠かせない。その王道は「悩んだら、手をつけない」。たったこれだけで自身と家族を守り抜くことができる。

　調べる方法を手に入れ、散歩の愉しみを増やしつつ、自分にあう植物を見つけられたら——身近な世界の姿が、まったく新しい輝きと驚きに満ちてゆく。

薬草世界の歩き方

　植物が、種族によってまるで違う〝成分〟を生産するのは本当に不思議な話である。薬効がある特殊成分を、植物自身がどのように利用しているのかも、まだ深い謎に包まれている。

　人間は、それは長く、果てしない「失敗の歴史」によって、薬草との付き合い方をずいぶん学んできたものだけれど、生薬や民間薬が「なぜ効くのか」について、明確な答えはもっていない。想像以上に複雑にすぎるのだ。

　しかし「なにをしたらマズいか」は、失敗を重ねたお陰でハッキリしていることが多い。

　はっきりしない効能に注目が集まり、明白な注意事項が忘れられる傾向は、実は古代から続いている。そろそろなんとかしたいもの。

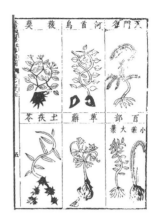

『本草綱目（1603年版）』Wikipediaより

わたしの役に立つかどうか

　薬草に興味を寄せる人は、誰もがそう思う。

　一方で、「リスク」についても気にかける人は素晴らしい。薬草は作用がゆるやかといわれるが、身体に「あわない場合」、一気に悪化する傾向が知られてきた。とても有名な薬草たちですら、少なからぬ問題や注意点を抱えているのである（右ページ）。

　公的機関や専門医が公表する臨床報告などでは多くの症例と一緒に注意喚起が行われる。反対に「治療効果がある」という論文や情報も世間ではあふれる。

　一見すると正反対に見える見解にも共通点がある。

　「少しずつためす」

　用量・用法を守りながら、様子を見て、なにかあったら専門家に相談する、という基本姿勢。

　調べるほどに、薬草の作用は決して弱くない。

　正しい薬草を見分け、安全な付き合い方を求める道すがら、ほかの生き物への敬愛の情も温めていただけたら。

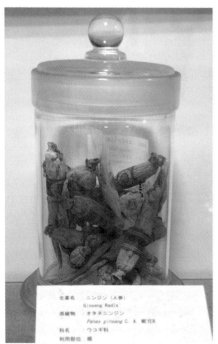

高級薬草オタネニンジン（朝鮮人参）も身体にあわない人が確かにいる（P.143）

スギナ

Equisetum arvense

 禁忌 心臓に疾患がある方、腎臓に疾患がある方、ニコチンに過敏に反応する方

 注意 長期間にわたる摂取、多食、子どもの摂取、妊娠・授乳中の女性の摂取など

作用と対処

スギナにはビタミンB_1を分解する酵素が含まれ、長期摂取でビタミンB_1欠乏症（神経系の不調）を起こしやすくなる。また皮膚アレルギーの報告もあるため必ず様子を見ながら使用。異常を感じたら使用は中止し、服用中のものを持参して医師に相談する。

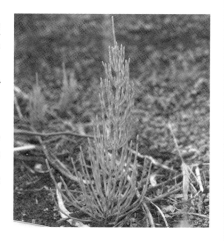

イチョウ

Ginkgo biloba

 禁忌 抗血小板薬・抗血液凝固薬を服用中の方

 注意 妊娠中の女性の摂取、多量摂取、減毒加工していない生の葉の摂取など

作用と対処

イチョウ葉にギンコール酸という刺激物質が含まれる。身体にあわない人は頭痛、胃のむかつき、めまい、動悸、便秘、アレルギー性皮膚反応を起こす。使用の中止で快復することが多い。精神安定作用、認知症予防、記憶力向上作用につきアメリカで3000人以上の長期臨床実験が行われた結果、有効性は認められなかった。

アロエの仲間

Aloe sp.

 禁忌 妊娠中・授乳中の女性の方、腎臓疾患の方、大腸炎など大腸に疾患をもちの方、痔を患っている方

 注意 長期間にわたる摂取、多食など

作用と対処

上記の方々が服用すると症状を悪化させる。また生のアロエの液汁には針状結晶が含まれ、皮膚に塗布すると皮膚炎を起こすことがある。皮膚炎もしくはひどい下痢が続く場合、すみやかに使用を中止して受診したい。

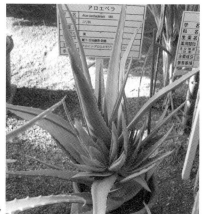

アロエベラ

contents
見つけて食べて愉しむ 季節の薬用植物150種

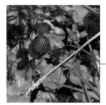

spring
春の薬草

15

※シーズンは薬草としての収穫期ごとにまとめています
※シーズン内は「50音順」

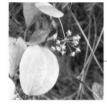

summer
夏の薬草

81

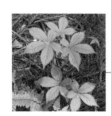

autumn & winter
秋冬の薬草

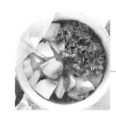

recipe
薬草の味わい方

本書の見方

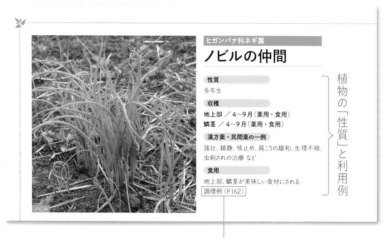

ヒガンバナ科ネギ属

ノビルの仲間

性質
多年生

収穫
地上部 ／ 4～9月（薬用・食用）
鱗茎 ／ 4～9月（薬用・食用）

漢方薬・民間薬の一例
強壮、鎮静、咳止め、肩こりの緩和、生理不順、
虫刺されの治療 など

食用
地上部、鱗茎が美味しい食材にされる
調理例（P.162）

植物の「性質」と利用例

植物名の色表示について

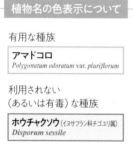

有用な種族

アマドコロ
Polygonatum odoratum var. *pluriflorum*

**利用されない
（あるいは有毒）な種族**

ホウチャクソウ（イヌサフラン科チゴユリ属）
Disporum sessile

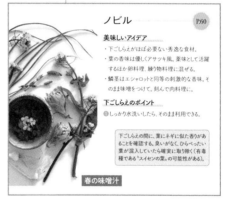

ノビル ───── P.60

美味しいアイデア
・下ごしらえがほぼ必要ない秀逸な食材。
・葉の香味は優しくアサツキ風。薬味として活躍
するほか卵料理、練り物料理に混ぜる。
・鱗茎はエシャロットと同等の刺激的な香味。そ
のまま味噌をつけて、刻んで肉料理に。

下ごしらえのポイント
①しっかり水洗いしたら、そのまま利用できる。

下ごしらえの間に、葉に似た香りがあ
ることを確認する。臭いがなく、ひらべったい
葉が混入していたら確実に取り除く（有毒
種である〝スイセンの葉〟の可能性がある）。

春の味噌汁

【植物の「性質」】

・1年生：発芽から1年以内で生涯を終えるタイプ。

・越年生：秋や冬に発芽し、翌年に開花・結実して生涯を終えるタイプ。 2年生ともいう。

・多年生：地上部もしくは地下部（あるいは全部）が残り、何年にもわたって生き続けるタイプ。
数年で枯れることが多いものは「短命な多年草」と解説される。

・1～越年生：春に発芽したものは、その年で生涯を終えるが、同じ種族でも秋に発芽するもの
があり、越冬してから開花・結実・枯死するタイプ。

・1～多年生：環境によって性質が変わるタイプ。温暖な地域では長寿になるが、寒冷地では冬
に枯死するタイプが多い。

spring

春 の 薬 草

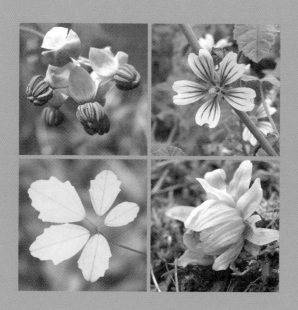

優しい甘味、

豊かな香味あふれる薬草が

のびやかに育つ。

胃腸を優しく調え、

心まで癒す薬草が花盛り。

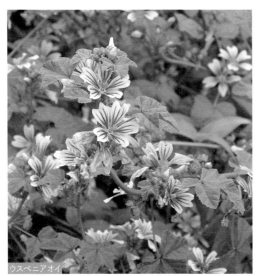
ウスベニアオイ

アオイ科ゼニアオイ属

アオイの仲間

性質
越年生

収穫
花・葉 ／ 5〜6月（薬用）
花 ／ 5〜6月（食用）

漢方薬・民間薬の一例
ノドの痛みの緩和、利尿、便秘、下痢の改善、痔の改善 など

食用
花を乾燥させたものはお茶に。葉が食用になる種族もある

🌿 紅紫の華やかな〝薬草〟

アオイの仲間はとても育てやすく、みずみずしい華やぎにも満ちて、一緒に暮らすのはとても愉しい。そのむかし、重要薬草として海外から輸入された種族たちである。

作用のなかでもとりわけ注目されてきたのが葉に含まれる成分。つらいノドの痛みや腫れを改善したり、胃腸の粘膜の修復を助けることで、有害物のすみやかな排出（利尿の促進、便秘の改善）を行う。また激しい下痢を鎮める作用も知られてきた。

花のハーブティーもノドの痛みや不調を緩和すると愛される。ウスベニアオイとゼニアオイの乾燥花のハーブティーは、レモン汁などを加えると色彩がサッと変わる。ハーブティー初心者を愉しませる名物になっている。

🌿 〝野菜〟として活躍するオカノリ

タチアオイは、初夏の道ばたを豪華絢爛に飾るお馴染みの種族。園芸改良種もたくさん存在するのだけれど、もともとは花、種子、葉、根までが利尿、腸炎の治療、神経痛の痛み止めの生薬として導入された（※妊婦は花と種子の利用は禁忌とされる）。

さらにオカノリとなれば、野菜として栽培される。その葉の見た目は、ウスベニアオイらとそっくりで、硬くてどうにも青くさそうな印象を受ける。ところがほんのりとしたヌメリがあり、海苔のような風味があってなかなか美味しいのだ。これも育てやすく、料理の幅も広がるので（和え物、炒め物、椀物の具、あるいは軽く炙って細かく砕いたものをご飯や料理にふりかけても美味）、興味のある方は、庭先の一角をオカノリに与えてもよいかと思う。

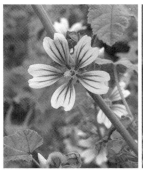
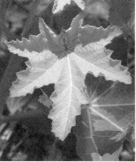

ウスベニアオイ
Malva sylvestris

ヨーロッパ原産の越年生で住宅地や畑地で野生化している。花がハーブティーにされ、ノドの痛みを鎮めるうがい薬にもなる。葉もノドの痛みの緩和、下痢、便秘、むくみなどの改善に。西洋ではがんの抑制、肝臓保護など多彩な疾患の予防・治療に用いられる。

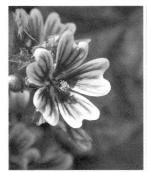

ゼニアオイ　ウスベニアオイ

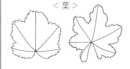

ゼニアオイ
Malva mauritiana

ヨーロッパ原産の越年生でウスベニアオイによく似る。宅地周辺で野生化している。薬用にはウスベニアオイと同じ目的で利用され、西欧では日本より幅広い疾患に用いられる。ウスベニアオイとは「茎の毛の有無」と「葉の切れ込み方」の違いで見分けるのが普通（左図）。

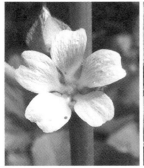
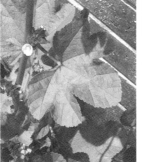

オカノリ
Malva verticillata var. *crispa*

庭園や畑地で栽培される1年生で原産地には諸説ある。栽培地のまわりではたまに逃げだす。春から秋にかけての葉を収穫して食用にする葉菜。かつては利尿、便秘の改善など薬用にもされてきた。栽培中に乾燥すると葉が硬くなりがちに。しばしば水やりをすると美味しく育つ。

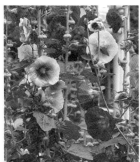
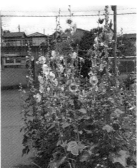

タチアオイ（タチアオイ属）
Alcea rosea

庭園や畑地で栽培される中国原産の1～越年生。大人の身の丈を超えるほど大型に育ち、大輪の花を贅沢に咲かせるのが特徴。花には利尿作用が知られ、葉は腹痛や下痢、火傷の治療に。根は腸炎、赤痢、結石の改善や神経痛に。春か秋にタネをまくと元気よく育つ。

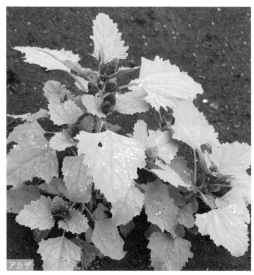

アカザ

ヒユ科アカザ属

アカザの仲間

性質

1年生

収穫

葉 ／ 6〜8月（薬用）
つぼみ・葉 ／ 4〜10月（食用）
結実 ／ 10〜11月（食用）

漢方薬・民間薬の一例

強壮、健胃、歯の痛み止め、
毒虫刺され（外用）など

食用

葉を天ぷら、お浸し、炒め物、椀物の具にして
愉しめる（利用は少量に留める）
調理例（P.166）

美味しいクセ者

　道ばたで見かけると、態度がでかくて不愛想な風体をしているけれど、愛嬌はある。葉っぱに紅や白のお化粧をするほか、食べれば食感が優しく、栄養価も高くある。

　葉っぱにはミネラル類、ビタミン類、アミノ酸類、脂肪酸類が豊富に含まれる。身近にたくさん生え、大型に育つので収穫量もそこそこあり、有事の〝野菜の代用〟として注目される。しかも薬草として、強壮作用、健胃作用が知られてきたなど、ずいぶんありがたいオマケがついてくる。

　葉っぱの姿に特徴があり（右図）、覚えやすい植物ではあるのだけれど、この仲間はどれもひとクセふたクセあり、美味しくお付き合いするには、ちょっとした工夫が欠かせないことになっている。

相性を知り、最高を知る

　味わいのほどは賛否両論。ミネラル分が多いせいか、風味には独特のクセがあって「美味しくない……」と評価する人も多い。

　一方で、「食べやすいホウレンソウみたい」と絶賛する人は、以下のことに留意する。

　まず収穫期。晩春や初夏の生育旺盛なときを狙って収穫すれば栄養価が高め。柔らかな葉を選んで収穫することも重要。

　水洗いをするときは、葉っぱの粉状物質をある程度洗い流す（削り取る必要はない）。

　食感をよくするため〝軽めに〟塩茹でし、流水にさらして身をしめる。味噌、ゴマ、塩麹と相性がよいのでこれと和える。シンプルに味噌汁の具にして、あるいはベーコンと炒めても美味しい。あとは「よい環境」で収穫するのがキモとなるが、これが一番難しい。

葉の幅が広く、ギザギザが荒い　　　　　　葉の幅が狭く、細長い

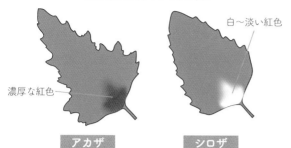

白〜淡い紅色

白

濃厚な紅色

アカザ　　　　　シロザ　　　　　　コアカザ

（この両者は葉形に変化が多い。まずは
「お化粧の色」で見慣れておくとよい）

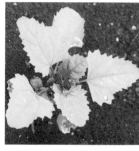
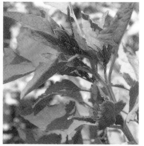

アカザ
Chenopodium album var. *centrorubrum*

　全国の道ばたに分布する1年生。薬
用として、濃く煎じた薬湯が強壮、健
胃、歯痛止めなどに使われる。多食して
強い日光に当たると皮膚炎を起こす
ケースが知られるので、分量はほどほど
に。葉のお化粧は常に「濃厚な紅色」。

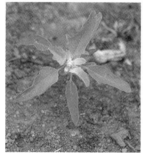
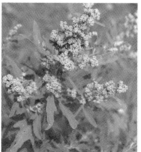

コアカザ
Chenopodium ficifolium

　ユーラシア原産の1年生。北海道〜
九州に分布。虫刺されや歯痛止めに使
われる。畑の厄介者として嫌われるが、
良質のたんぱく源になることはあまり知
られていない。調理法はアカザと同様。
加熱処理は短時間がよい。葉が細長く
伸び、お化粧は「白」。

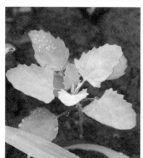
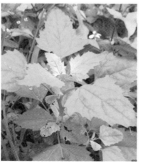

シロザ
Chenopodium album var. *album*

　全国に分布する1年生。民間療法で
はアカザと似た使い方が行われる。食
用もアカザと同様で、その味わいも遜色
ない。下ごしらえの塩茹では、クッタリし
たらお湯からあげる。長時間の加熱は
食感・風味を損なう。若い葉のお化粧
は「白〜淡い紅色」だが成長すると
「白」になる。

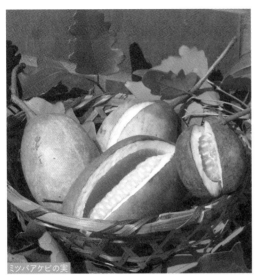

ミツバアケビの実

アケビ科アケビ属

アケビの仲間

性質
つる性木本

収穫
茎 ／ 4〜11月（薬用）
　　　6〜7月（クラフト用）
つる先 ／ 3〜8月（食用）
果実 ／ 9〜10月（食用）

漢方薬・民間薬の一例
消炎、解熱、利尿、抗ストレス性潰瘍、ノドの痛みや腫れの改善、むくみの予防・改善 など

食用
つる先、果実が食用となる

ストレス社会と闘う

　その名の由来は「開け実」、「あくび」など諸説あるが、本当のところはわからない。

　葉っぱはまるっこく、ぽっちゃり。これを手のひらみたいに開げる姿がとても愛らしく、春先に飾り立てる妖艶な花たちがまたひときわ壮麗。庭先の装飾植物としても愛される。

　かつてアケビは「仙薬」のひとつに数えられた。茎を輪切りにして乾燥させたものは漢方薬〝木通（モクツウ）〟の原料。薬用として調薬・利用される場合は、消炎、とりわけ多くの働き盛りを苦悶させるストレス性潰瘍の予防と改善作用が注目される。

　泌尿器系を刺激する作用も強く、体内に溜まった有害物質のすみやかな排出を助けることから、解熱のほか、むくみや尿路感染症の改善でも活躍している。

多彩な〝暮らし〟の愉しみが

　山菜としてのつる先は、よく洗ってから塩茹でする。湯からあげたら流水で引き締め、水気をしっかり切って、かつおぶしをふりかける。お浸しとして、裾にちょいと醤油をつければ、ほろ苦さとユニークな香味が食欲をそそり、ご飯やお酒のお供に大変よろしい。利尿作用が強いので、飲みすぎ食べすぎをしでかすと、夜中にひと苦労するので控えめに。

　アケビのつるは、とてもしなやかで美しく、かご編みなどのクラフトではプロが愛用する。これにも収穫の最適期があり、梅雨の前後が加工しやすく、品質の高いものが期待できるという（作るものや作り手の好みによって前後する）。

　葉姿も涼やかで、品格があり、育てやすい。プランター栽培もできる有用薬用植物である。

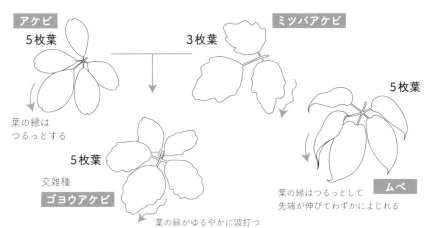

アケビ
5枚葉

ミツバアケビ
3枚葉

5枚葉

葉の縁は
つるっとする

5枚葉

交雑種
ゴヨウアケビ

ムベ

葉の縁はつるっとして
先端が伸びてわずかによじれる

葉の縁がゆるやかに波打つ

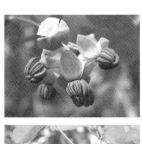
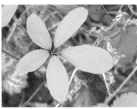

アケビ
Akebia quinata

　本州〜九州のヤブや道ばたに生える
つる性木本。果実は甘く、残った果皮も
肉詰めなどの食用にされる。漢方薬
〝木通（モクツウ）〟の原料植物。

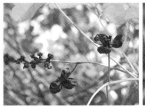
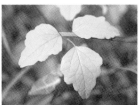

ミツバアケビ
Akebia trifoliata subsp. *trifoliata*

　北海道〜九州に生えるつる性木本。
本種も漢方薬モクツウの原料。アケビと
同じ方法で薬用・食用として愛される。
花色がいっそう妖艶。

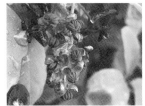
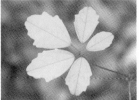

ゴヨウアケビ
Akebia × pentaphylla

　アケビとミツバアケビが自然交雑して
生まれた種族。民間ではアケビやミツ
バアケビと同じように利用されることが
多い。

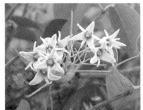
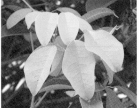

ムベ (ムベ属)
Stauntonia hexaphylla

　関東地方以西に自生するほか、園芸
用に各地で植栽されるつる性木本。果
実は甘味が強く、つるも強靭でクラフト
にも愛用される。茎や果皮は民間薬とし
てお腹の虫下しに利用される。

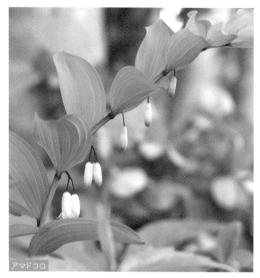
アマドコロ

アマドコロの仲間

性質

多年生

収穫

根 ／ 10〜11月（薬用・食用）
新芽 ／ 3〜4月（食用）
花 ／ 4〜5月（食用）

漢方薬・民間薬の一例

滋養、強壮、精力増強、疲労回復、血色改善、胃炎・胃潰瘍の治療、捻挫・打撲傷の治療など

食用

根には甘味とねばりがある。新芽は山菜の女王と呼ばれる

スタミナ満点の春の妖精

すらっと伸びた茎に、それは美しく艶っぽい葉っぱを羽のように並べる。春になると葉っぱのつけ根から愛らしい釣り鐘型の花をちょんちょんとぶら下げ、春の宴に彩りを添える。

アマドコロは、とても元気よく殖えるので園芸植物として人気があるが、薬草としての顔もズバ抜けて素晴らしい。晩秋に収穫した根を、軽く茹でてから日干し乾燥する。これが〝玉竹（ギョクチク）〟と呼ばれ、上記のような作用が経験的に知られてきた。漢方薬には配合されず、おもに市販で人気の滋養強壮剤の原料のひとつになる。

そっくりなナルコユリの根も、滋養強壮、精力増強、疲労回復に妙効が知られ、江戸時代、吉原の遊女が滋養強壮目的でこぞって買い求めたというほど人気があった。

〝甘い〟滋養強壮薬

漢方薬や民間薬というと、薬効がおだやかで副作用があまりない、というイメージがある。

アマドコロとナルコユリは、薬用として利用するとき、用量・用法を守らないと一大事になるほど強烈。しばしば根っこが薬用酒にされるが、1回20mL、1日3回が限度。コップ一杯飲んで救急搬送された人を2人ほど知っている。

アマドコロとナルコユリの根は、甘味があってヤマノイモのようなねばりもある。とても美味しい食材となるが、春の新芽がまた〝幸せな風味〟。爽やかな食感と優しい甘味があふれるのだ。

身近には、よく似た毒草があるので要注意（右図）。間違えて毒草を採取する人があとを絶たない。

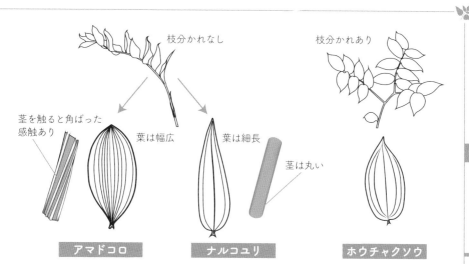

枝分かれなし

枝分かれあり

茎を触ると角ばった感触あり

葉は幅広

葉は細長

茎は丸い

アマドコロ

ナルコユリ

ホウチャクソウ

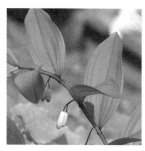
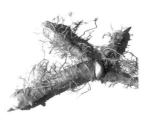

アマドコロ
Polygonatum odoratum var. pluriflorum

　北海道～九州の雑木林や草地に育つ多年生。「葉の幅が広い」、「茎に角ばった感触がある」のが特徴。根っこの姿もナルコユリと違い、細長く伸びる。生命力が強く、栽培も容易。新芽は天ぷらか、サッと茹で、酢味噌などで愉しむ。

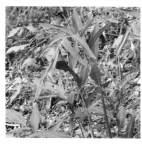
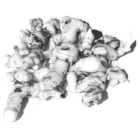

ナルコユリ
Polygonatum falcatum

　本州～九州の雑木林やヤブなどに育つ多年生。「葉の幅がとても細い」、「茎を触るとツルっとして丸い」。根っこの姿は数珠が繋がったような形状。生命力はアマドコロと比べると弱め。新芽のほか花も食用になる（アマドコロの花も食用可）。

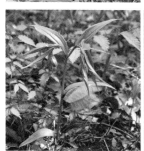
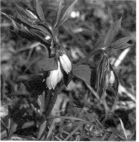

ホウチャクソウ (イヌサフラン科チゴユリ属)
Disporum sessile

　北海道～九州の道ばた、ヤブ、雑木林に自生する多年生。栽培もされる。誤って食べると嘔吐や下痢を引き起こす。上記2種と隣り合って住んでいることも多く、「新芽の収穫」は年配の山菜採りの人でも間違えるほどリスクが高い。見分け方を熟知するまで新芽の採取は避けたい。

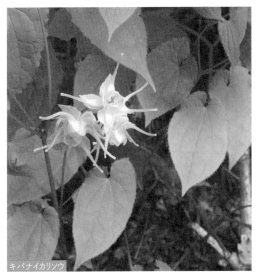
キバナイカリソウ

イカリソウの仲間

性質
多年生

収穫
地上部 ／ 4〜6月（薬用・食用）
根 ／ 4〜6月（薬用）

漢方薬・民間薬の一例
強壮、強精、腰や膝の衰え、
健忘の予防・改善、神経衰弱の予防・改善、
無力感・倦怠感の改善 など

食用
葉を天ぷら、和え物などで

高価で厄介な〝秘薬〟

　漢方薬名〝淫羊藿（インヨウカク）〟は薬草のなかでもズバ抜けた輝きを放つ秘薬。

　そのむかし、中国の西川に住む羊が「このつぼみを食べて、1日に100回も交尾する（『本草綱目』、1596年）」というのが淫羊藿の由来。

　暮らしの中で、すっかりくたびれ、やさぐれきった心身を「勢いよく復活させる」という優れた薬効が古来より知られ、いまでも高価な滋養強壮薬、栄養剤などには欠かせない。その原料となる植物イカリソウは、流麗なガラス細工みたいな花が印象的で、身近な庭先や庭園を飾ることも多い。

　この仲間は雑種を作りやすく、見分け方が極めて難しい。漢方薬とされる種族は、そのうちごく限られたものだけ。

種類と収穫期で〝天と地の差〟

　薬用として日本で利用されるのは、おもにキバナイカリソウ。日本にも自生するが、市場で流通するのは輸入品がほとんど。

　イカリソウの仲間が重宝されるのは、イカリインという特殊成分をこさえるためだが、含有量は種族ごとに異なる。たとえばキバナイカリソウとバイカイカリソウはイカリインが十分に豊富だが、トキワイカリソウは明らかに少量（守安正恭ほか、2010年）。収穫期は生薬の専門文献であると「夏」とされるが、有効成分が豊富なのは「開花前の春の地上部」とする研究報告がある。本書はそれに従った。

　ここで扱うイカリソウたちは、若葉のころは食用となり、葉の天ぷらなどが愉しめる。

　ナマで食べると結構エグい苦味があるが、天ぷらや和え物にすると食べやすくなる。

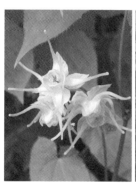
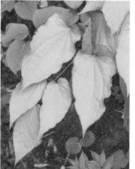

キバナイカリソウ
Epimedium koreanum

　おもに日本海側の山地に自生する多年生。花色が淡く甘いレモンイエローなのが特徴で、やや大株に育つ。

　日本で流通するインヨウカクの大半が中国などから輸入される本種といわれる。茎葉に含まれる有効成分は開花前の若葉のころが多いという研究がある。日本でのインヨウカクは漢方薬処方されず、もっぱら民間の滋養強壮商品の原料とされ、高い人気を誇る。

バイカイカリソウ
Epimedium diphyllum

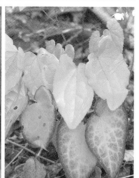

　本州の中国地方以西に自生する多年生。園芸種としての人気が高く全国で栽培される。花が純白で愛らしいベル型になるのが大きな特徴。イカリインの含有量が高く、かつては薬用として広く流通したが、現在の薬局方（医薬品に関する品質規格書）ではインヨウカクの原料植物から除外されている。全草がコンパクトなので収穫量は少なく、暑さや蒸れに弱い。

トキワイカリソウ
Epimedium sempervirens

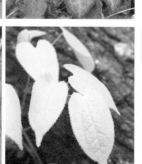

　おもに本州に自生する多年生。花色は白から赤紫まで多彩。本種は冬も落葉せず庭先でよく栽培される。医薬品原料として指定されるが、イカリインの含有量が明らかに少ない傾向があり、期待値は低めと見積もられる。園芸種としては華やかで育てやすい。

ホザキイカリソウ
Epimedium sagittatum

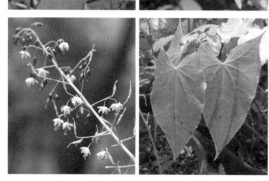

　日本に自生はなく中国や台湾原産の多年生。花のつき方がまるで違い、長く伸ばした花穂に多くの小花を飾り立てるタイプ。本来のインヨウカクは本種であるとされてきたが、栽培が非常に難しく流通量も極めて少ない。イカリインの含有量が極めて少なく、別の成分（epimedoside A）が主成分。その作用は未解明な点が多い。

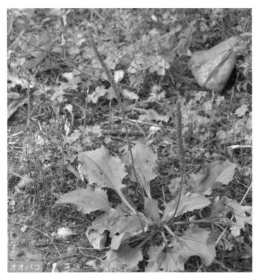
オオバコ

オオバコ科オオバコ属

オオバコの仲間

性質
多年生

収穫
地上部 ／ 4〜9月（薬用）
　　　　　　随時（食用）
種子 ／ 9〜12月（薬用・食用）

漢方薬・民間薬の一例
咳止め、去痰、消炎、利尿、潰瘍の改善、
便秘の改善 など

食用
葉はお浸し、和え物、炒め物に。種子もナッツの
香味あり
調理例（P.174）

🌼 知るほどに味わい深まる名薬草

新鮮な葉を1枚、口に誘う。ゆっくりと噛んでいるうち、思ってもみなかった香味が。

「まるで高級キノコ。ポルチーニのそれだ」

あくまで個人の味覚・錯覚であって、異論は甘んじて受けるにしても、「豊かな香味」という点については、多くの方々が共感する。

オオバコたちは、ほかの植物が定住を嫌う場所——つねに踏みつけられる通り道や砂利道を好む。生き物としていろいろな点で興味深いが、ヒトがオオバコたちから引きだす魅力がまた多彩で愉快。

オオバコの種子は、咳止めや去痰の漢方薬とされ、市販ののど飴にもよく使われている。美容やダイエットでも人気が高く、なかなか高価な商品になっている。この種子もまた、結構美味しいのだ。

🌼 オオバコに通じ、〝お通じ〟に通ず

種子にはナッツのような香味があり、肉料理などに振りかけると絶品。これがひとたび水気にふれるや、見る間にゼリー状の物質にくるまれ、動物やわたしたちの靴にくっつく。こうして子孫を殖やしてゆくが、これをヒトが摂取すると満腹感がでて、しかもお通じをよくするのだとして、美容世界は喝采を贈ってやまない。

オオバコには多くの仲間がいて、見分けるには慣れが必要となる。とりわけオオバコとセイヨウオオバコは、見分けがとても難しいクセに、利用面ではほとんど同じように扱われている。つまり、この2種を間違えても大差ない。

ヘラオオバコは、近年、猛烈に殖えている帰化種であるが、海外ではオオバコと同じ目的で薬用・食用にされ、愛されている。

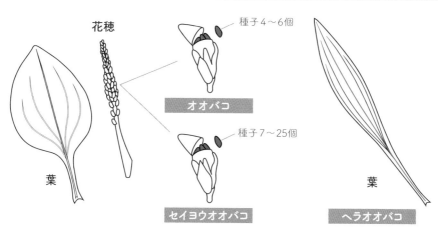

花穂

種子4〜6個

オオバコ

種子7〜25個

セイヨウオオバコ

葉

葉

ヘラオオバコ

spring

春の薬草

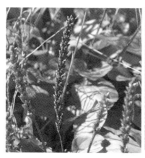 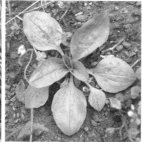

オオバコ
Plantago asiatica var. *asiatica*

　全国の道ばたに多い多年生。元気な葉は美味しいが、傷がある葉はエグ味や青臭さが際立つ。ほぼ一年を通して収穫でき、覚えやすいので入門者向き。手の込んだ料理よりシンプルに味わうほうがずっと美味しい。

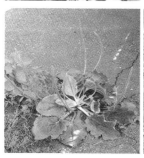 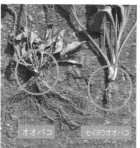

オオバコ　　セイヨウオオバコ

セイヨウオオバコ
Plantago major var. *major*

　オオバコと同じ環境に住むヨーロッパ原産の多年生。見た目はオオバコとほぼ変わらぬが、ひとつの結実に入っている種子の数が7個以上になり、地下の主根が少し長めに伸びる。作用・利用はオオバコと同様だが、〝美肌を促す〟成分が含まれるとして女性に人気が高い。

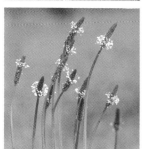 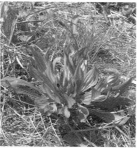

ヘラオオバコ
Plantago lanceolata

　陽当たりのよい草地に好んで住みつくヨーロッパ原産の多年生。葉が細長く伸び、花穂の姿がユニークなので見分けやすい。作用はオオバコと同様だが、下痢や腹痛、膀胱結石、月経過多などの改善には本種が向くとされる。

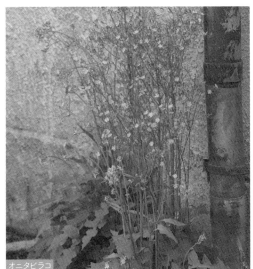

オニタビラコ

キク科オニタビラコ属 / ヤブタビラコ属

オニタビラコの仲間

性質

越年〜多年生

収穫

地上部 / 随時（薬用・食用）

漢方薬・民間薬の一例

解熱、解毒、鎮痛、流行性感冒の改善、
魚介類の食中毒の治療、アレルギー性喘息の
改善、リウマチの関節炎の緩和 など

食用

コオニタビラコの若葉は食用
調理例（P.160）

春の七草の〝誤解〟

　春の七草にでてくる〝ホトケノザ〟は、ここで紹介するコオニタビラコ。最近はその数を減らし、出逢える機会もめっきり減った。

　コオニタビラコにはそっくりな仲間がいて、多くの人が「違うほう」を収穫するケースが目立つ（間違えても中毒は起こさない）。

　七草のコオニタビラコは永く食用とされてきたけれど、取り立てて「ここがウマい！」といった感慨はまるでない。薬用とされることもなく（※地域により薬用にするケースはありうる）、「七草粥専用の伝統食材」といった微妙な立ち位置にぼーっと立ちすくんでいる。

　一方、都市部や住宅地など、身近に生えるオニタビラコたちの〝秘めた才能〟こそ注目に値する。感染症が猛威を振るう時代にはうってつけの天恵かもしれない。

知られざる無骨な名薬草

　オニタビラコは、大都会から里山のいたるところに生えてくる〝迷惑雑草〟である。線路のド真ん中でもひと花咲かせるほどの生命力と繁殖力の持ち主。

　上記で例示した素晴らしい作用例の数々は、すべてオニタビラコが使われる場面。つまり日常生活におけるたいていの疾患を癒してきた歴史をもち、ただの〝迷惑雑草〟も、薬草医や植物屋の手にかかれば〝名薬草〟に一変。

　採取は道路沿いのものは避け、のどかな草地で元気なものを選ぶ。ほぼ一年を通して葉を広げており、これを採取し、日干し乾燥させて薬湯にするか、生の葉を絞って飲む。料理なら、軽く塩茹でしてからお浸し、和え物、炒め物などで愉しみつつ、身体にあうか様子を見る。

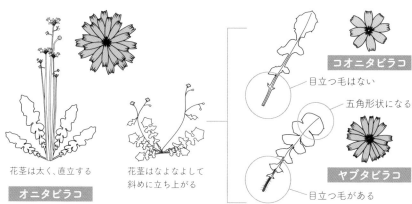

花茎は太く、直立する
オニタビラコ

花茎はなよなよして
斜めに立ち上がる

コオニタビラコ
目立つ毛はない

五角形状になる

ヤブタビラコ
目立つ毛がある

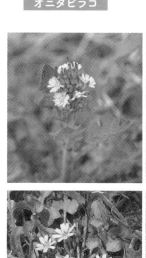
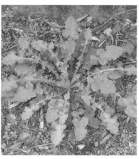

オニタビラコ (オニタビラコ属)
Youngia japonica

　全国の宅地や市街など開発地域に多発するほか草地にも多い越～多年生。太い花茎を天を突くように直立させるのが特徴。最近は2種類に分けるようになったが、食用・薬用利用では同じように扱われるので、ここでは区別しない。

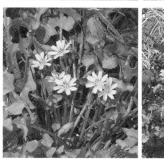
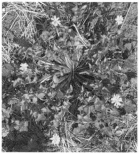

コオニタビラコ (ヤブタビラコ属)
Lapsanastrum apogonoides

　本州～九州の湿った田んぼや水辺に多い越年生。冬の若葉が七草粥のホトケノザとして食用にされてきた。そっくりなヤブタビラコとは「葉の先端の形」、「茎の毛の有無」で見分けるが、見慣れるまで、いささか時間を要する。

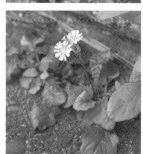
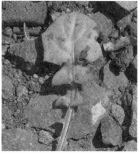

ヤブタビラコ (ヤブタビラコ属)
Lapsanastrum humile

　北海道～九州の市街や宅地の湿り気のある場所に多く見られる越年生。コオニタビラコとそっくりでよく間違えられるが、花が高い位置に咲き、葉の先端部の形状にも違いがある。本種は薬用・食用に使われることがないが、有害性もまた知られていない。

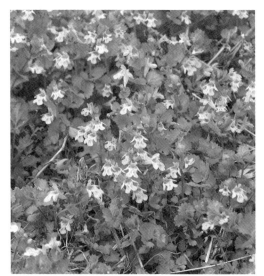

カキドオシ

Glechoma hederacea subsp. *grandis*

性質

多年生

収穫

全草 ／ 適時（薬用）
葉・花 ／ 随時（食用）

漢方薬・民間薬の一例

止血、消炎、湿疹、あせも、咳止め、利尿、
尿路結石の改善、糖尿病の改善 など

食用

茎葉を天ぷら、お茶に
調理例（P.168）

🌿 ハーバルバスやデザートで活躍

　葉っぱの形がまるっこく、縁には可愛い
フリルが入る。そんな特徴的な姿で覚えや
すい。全国の道ばた、草地、民家のまわ
りで見かける。

　ミントのような香気と清涼感があり、食
用には天ぷら（かき揚げ）、サラダ、デザー
トのアクセントなどで愉しまれる。いくらか
苦味があるので好き嫌いが分かれる。

　傷薬にもなるほか、糖分の吸収を妨げ
る作用があるといわれ、肉料理やデザート
などに加えるのは相性抜群といえる。

　入浴剤にすると心地よく、浴槽にほのか
な優しい香りが広がり、肌はしっとりサラ
サラ。汗をたくさんかいた日などは最高。

　入浴剤には、日陰でカラカラに乾燥させ
たものを使うのが最良。ナマの葉でも、
ちょっと多めに使えば、香りと爽快感を十
分堪能できる。

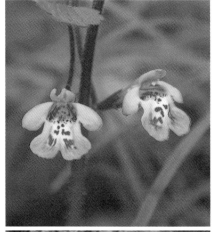

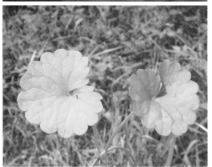

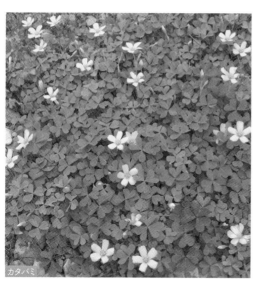
カタバミ

カタバミ科カタバミ属

カタバミ

Oxalis spp.

性質
1〜多年生

収穫
全草 ／ 随時（薬用・食用）

漢方薬・民間薬の一例
毒虫刺されの治療、疥癬など寄生性皮膚病の治療 など

食用
葉と花が食用にされる（利用は少量に留める）

〝シュウ酸〟にご用心

　全国に分布するカタバミの仲間は野草料理で紹介されることが多い。右のムラサキカタバミとイモカタバミの場合、根っこも食用にする人もあるようだが、注意が必要である。

　薬効も多く知られるが、日本では外用のみで内服は避けられる。この葉で汚れた10円玉を磨くと、たった1〜2枚の葉でピカピカになる。酸の力と含有量がとても高い。

　シュウ酸という、ホウレンソウなどでお馴染みの酸を、カタバミたちは大量に貯蓄する。

　「結石の原因となる」と言われるが、そもそも中枢神経に有害。体内のカルシウム（イオンを含む）がシュウ酸に奪われると、心臓機能低下、体温低下、排尿障害を起こしやすくなる。花や葉を、少量、たしなむ程度ならよいが、たくさん食べると体調を崩す危険がある。

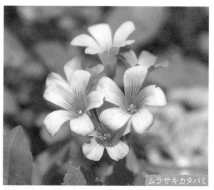
花色は赤紫。花の中心部が「白抜け」するのが特徴

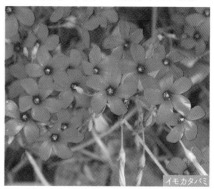
花色は赤紫。花の中心部まで濃く、白抜けしない

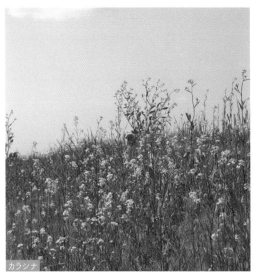

カラシナ

アブラナ科アブラナ属

カラシナの仲間

性質

越年生

収穫

種子 ／ 6〜8月（薬用）
つぼみ ／ 4〜5月（食用）
葉 ／ 11〜6月（食用）

漢方薬・民間薬の一例

鎮痛、辛味健胃薬、去痰、腰痛の痛みの緩和、消炎、肺炎の初期治療 など

食用

葉と花が食用とされ乾燥種子はスパイスにされる（利用は少量に留める）

🌸 はじめの一歩は、まずはココから

春の野辺を鮮やかに飾る〝菜の花〟たち。〝菜の花〟という言葉には、カブやミズナなどの野菜の花たちも含まれる。しかし一般的には、カラシナもしくはアブラナの素晴らしいお花畑に情感をソソられ「なんて綺麗な菜の花畑」と表現することが多い。

このカラシナとアブラナだけでも、雰囲気がそっくりで、よく間違えられる。両者は利用法や愉しみ方が違うので、これを好機に「見分け方」に挑戦してみてはいかがであろうか（右図）。

まず広く民間薬として活躍を見るのはカラシナである。茎葉と種子にはスパイシーな辛味があふれ、ちょっとした鎮痛薬の代用、あるいは胃腸の調子を整える健胃薬とされてきた（※多食は消化能力の低下を招く）。

🌸 知られざる〝注意点〟

カラシナは、全草に辛味があるので、それを愉しむ場合はシンプルなお浸し、和え物で。辛味を和らげたい場合は、塩茹でや水にさらす時間をわずかばかり長めにすればよく、味見をしながら様子を見れば美味しく仕上がる。

アブラナは、やはり全草が食用となり、春のつぼみを天ぷら、お浸しに。やはり辛味、エグ味があるので、好き嫌いが分かれる。薬草としてよりも、食用とナタネ油を採るために利用されるのが一般的。

どちらとも独特な苦味・辛味があり、それが美味しく感じる反面、食べすぎは身体によくない。食後に胸やけ、だるさを覚えたら、多食によって消化不良が引き起こされた可能性がある。また多量に摂取すると甲状腺の正常な活動を阻害することが知られている。

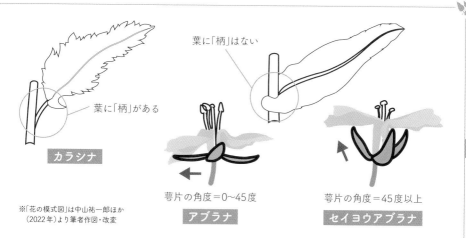

葉に「柄」はない

葉に「柄」がある

カラシナ

萼片の角度＝0〜45度

アブラナ

萼片の角度＝45度以上

セイヨウアブラナ

※「花の模式図」は中山祐一郎ほか
（2022年）より筆者作図・改変

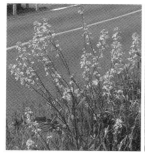
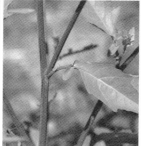

カラシナ
Brassica juncea

　以前はセイヨウカラシナと呼ばれていた起源不明の越年生。全国の道ばた、土手、河川敷などで見られる。葉の表面にシワが多く、葉の縁がギザギザしているほか、〝柄〟があるのが特徴。冬の間は暗い赤紫に紅葉していることもある。

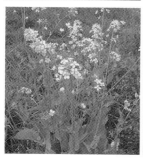
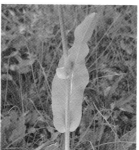

アブラナ
Brassica rapa var. *oleifera*

　全国で栽培・野生化する越年生。葉の表面は滑らかで、葉の縁のギザギザは少ない印象。河川敷や土手などで大きなお花畑になっていたら、本種であることが多い。花のつぼみを茹でたものは旬の味覚として愛されるが、ハクサイの花穂はさらに美味である（調理例 P.179）。

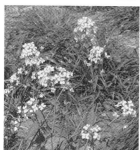
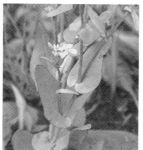

セイヨウアブラナ
Brassica napus

　全国で栽培・野生化する越年生。タネつきがよいので採油用に導入された。上記アブラナに比べると、野生している数は少なめ。アブラナとの識別は難易度が高く、混乱しがち。まずはカラシナとアブラナの見分けに自信をつけてから挑戦したい。利用はアブラナと同様。

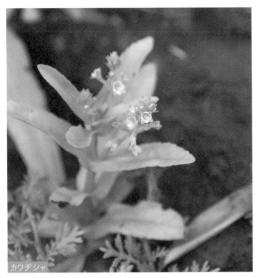

カワヂシャ

オオバコ科クワガタソウ属

カワヂシャの仲間

性質
越年〜多年生

収穫
茎葉 ／ 5〜6月（薬用・食用）

漢方薬・民間薬の一例
解熱、月経不順、利尿、抗菌、
ノドの痛みの緩和、できものや打撲症の改善
など

食用
開花前の茎葉は軽く塩茹でしてサラダ、和え物、
炒め物に

消えてわかるありがたみ

　萵苣（チシャ）という名前は、レタスなど
「クセがなく、美味しく食べることができる
植物」を表す。図鑑などで植物の和名や
別名でチシャがつくものは「美味しいのか
もしれない」と勘ぐってみたい。

　カワヂシャは、田んぼや小川の縁など水
辺に育つ植物で、アクやクセがなく、とて
も美味しい。そのうえ解熱、ノドの炎症の
緩和、利尿作用があり、外傷などにも使
えるので大変ありがたかった。

　過去形で書いたのは、カワヂシャの数
が激減しているため。いまや本州〜九州
全体の29都府県で高度の絶滅危惧種と
なった。しかし目ざとい植物屋は、各地で
意外と「よく見る植物」であることを知っ
ている。採取せず、静かに見守ることにし
ている。

ありがたいやら困るやら

　生き物の世界は、時代の変化にとりわ
けビビッドに反応する。カワヂシャが激減
する陰で、ユーラシア大陸からやってきた
オオカワヂシャが爆発的に殖えた。特定外
来生物法で販売・栽培・移動が禁止され
るほどモーレツに増殖。

　都市部の河川沿いはもちろん、里山の小
川のせせらぎにもドスンと腰を下ろしている。

　あるとき、料理研究家と「物は試し」と
料理してみた（※事前に多数の海外文献
をあたって安全性を確認した）。炒め物、
鶏肉の詰め物にしたら、「美味しい！　みず
みずしいレタスだ」。

　さらに調査を続けたところ、ヨーロッパ、
中東、アジア圏では「根まで美味しく食べ
られる野草」として知られていた。インド、
中国では広い薬効を示す薬草として使わ
れ、研究も進む。

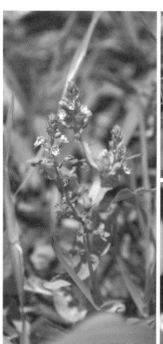
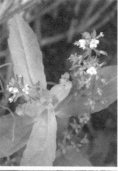
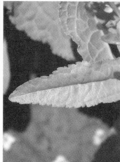

カワヂシャ
Veronica undulata

　本州から琉球にかけて分布する越年生。河川敷、小川の緑、田んぼのまわりなどに好んで住みつく。

　カゼの初期症状やノラ仕事でこさえた打撲や切り傷を癒す「里山の妙薬」であり、そして誰にでも食べやすい美味しい野草として長く愛されてきた。各地で著しい減少傾向にあるけれど、経験的には大都市周辺でもよく見つかる（あまり食欲をそそらぬ場所に生えていることが多い）。

　特徴は、花が「白」で「ちっこい」こと。そして葉の緑に「細かいギザギザがはっきり見える」こと。

　花色と葉のギザギザは中間的なものも少なくないが、まずはこれを覚えてから目を慣らしてゆくとよい。

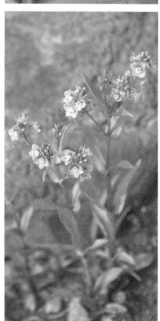
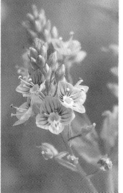
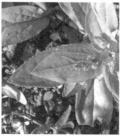

オオカワヂシャ
Veronica anagallis-aquatica

　ヨーロッパからアジアにかけて広く分布する多年生。カワヂシャと同じ環境に住みつき、自然交雑する。

　特徴は花が「青」で「大きめ」。葉の緑のギザギザが「あまり目立たない」。

　アジア圏では、茎葉がインフルエンザの治療、アルツハイマーの改善、ヘルニアの改善のほか、食欲増進、咳止め、気管支系の疾患の治療、利尿薬とされる。外用では抗菌作用のある傷薬とされ、火傷の治療にも使われる。

　海外での食用事情は、さっと茹でてからサラダに。ビネガーではなくレモン汁がよくあうという。あるいは肉料理とあわせた炒め物、焼き物に。収穫シーズンは冬から春。ただ、日本における安全性の詳細は不明。

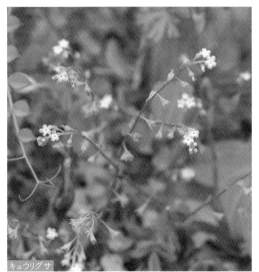

キュウリグサ

ムラサキ科キュウリグサ属ほか

キュウリグサの仲間

性質

越年生

収穫

全草 ／ 4〜5月（薬用）

漢方薬・民間薬の一例

手足の痺れの治療、利尿 など

困ったときの相談相手

キュウリグサは、その葉をちぎって揉むと「キュウリのような匂いがする」ことからその名がある。

道ばた、庭先、畑地によく生える種族で、たいていは〝迷惑雑草〟として除草される。

葉を揉むとキュウリの香りがするけれど、食用として好まれることはなく、薬草としても限られた場面で活躍する。それがとてもユニークなのだ。

家事や仕事を重ねていると、不自然な姿勢が続き、身体の緊張を強いられることが多い。ある日、突然、手足や指先に軽い〝痺れ〟が起きると不安に襲われ、これが地味に続くと不安はいっそう増してくる。医者に行く時間がすぐに取れないとき、キュウリグサが痺れを除いてくれるかもしれない。

可憐で〝甘い花色〟が魅力

春から初夏にかけて、キュウリグサは元気よく花を咲かせ、よく目立つ。この時期に地上部を採取して、まずは流水で汚れを落とす。水気をしっかり除いてから、すり鉢などで細かく練る。ここにひとつまみの塩を加え、よく混ぜる。できあがったものを患部にたっぷり塗布したら、大きな絆創膏や脱脂綿などで押さえる。

あくまで応急処置であるが、少しでも楽になれば、心に暗く沁みつきはじめた不安も解消し、お医者に行く元気がでるというもの。

身近でキュウリグサを探しはじめると、よく似た愛らしい植物が、意外と多く住んでいることに気づくだろう。それがわかると本当に愉しい。薬用に使われ、経験的に安全だと知られてきたのはキュウリグサだけ。この機会にしっかり見分ける眼力を養ってみたい。

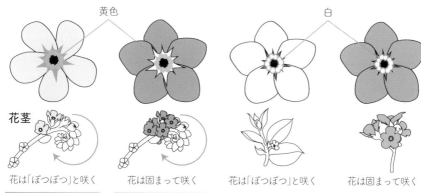

黄色

花茎

花は「ぽつぽつ」と咲く　　花は固まって咲く　　花は「ぽつぽつ」と咲く　　花は固まって咲く

| キュウリグサ | シンワスレナグサ | ハナイバナ | ヤマルリソウ |

白

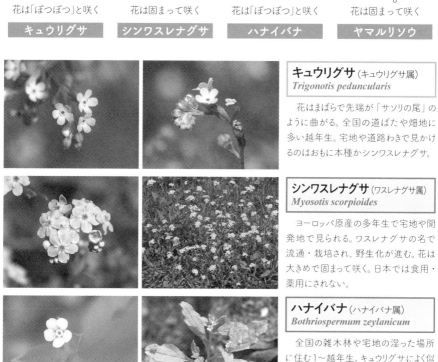

キュウリグサ (キュウリグサ属)
Trigonotis peduncularis

花はまばらで先端が「サソリの尾」のように曲がる。全国の道ばたや畑地に多い越年生。宅地や道路わきで見かけるのはおもに本種かシンワスレナグサ。

シンワスレナグサ (ワスレナグサ属)
Myosotis scorpioides

ヨーロッパ原産の多年生で宅地や開発地で見られる。ワスレナグサの名で流通・栽培され、野生化が進む。花は大きめで固まって咲く。日本では食用・薬用にされない。

ハナイバナ (ハナイバナ属)
Bothriospermum zeylanicum

全国の雑木林や宅地の湿った場所に住む1〜越年生。キュウリグサによく似るが花色が白系。また花茎の先端がキュウリグサのようにサソリの尾状にならない。

ヤマルリソウ (ルリソウ属)
Nihon japonica

本州〜九州の山地や丘陵の道ばたに育つ多年生。大都市部でも雑木林や丘陵地の片隅で見つかる。咲き始めは淡いピンクで、次第に青紫色に変化する。花茎の先端はサソリの尾状にならない。

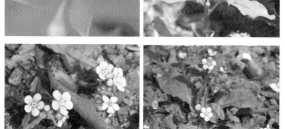

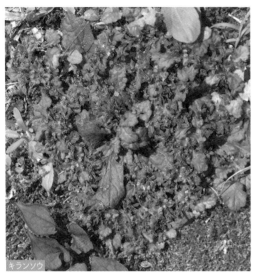

キランソウ

シソ科キランソウ属

キランソウの仲間

性質

多年生

収穫

全草 ／ 3〜4月、9〜10月（薬用）
地上部 ／ 随時（食用）

漢方薬・民間薬の一例

解熱、咳止め、去痰、細菌性の下痢の改善、
ノドの痛みや腫れの改善 など

食用

柔らかな葉や花は天ぷら、ゴマ和え、マヨネーズ和えで。苦味はかなり強い

別名〝地獄の釜の蓋〟

標準和名はキランソウであるが、別名〝ジゴクノカマノフタ〟という名で広く知られる。

重い病にかかっても、この薬草を煎じて飲めば死の命運からまんまと逃れることができる——地獄の釜（地獄への入口）に蓋をして、死すべき魂をもこの世に戻してくれる、そう信じられ、この風変わりな名前となった。

ほかにも〝医者いらず〟、〝ヤブ医者ゴロシ〟の異名が並ぶほど、祖先たちは大切にしてきたが、現代では医薬品としての生薬原料には含まれず、民間薬として使用されるにとどまる。

とてもおもしろい姿をしていて、地面にぺったり貼りつくように茂り、開花する。まさに地獄の釜に蓋をする感じなのだ。

いざというとき頼れる薬草

民間薬は、近年、その重要性が増している。キランソウの場合、カゼの症状、ノドの炎症や痛み、そして細菌性の下痢に対して強い対抗力を示す。

台風や大雨による出水が多い日本では、被災中、あるいは後片づけのときには、ノドに炎症を起こしやすく、そこから感染症を誘発しやすくなる。また粉塵や汚泥による衛生環境の悪化で、感染性の下痢・発熱が多発する。こうした病気は、いまも多くの命をやすやすと奪い去ることがあり、早めの対処が肝心になるけれど、被災地周辺では必要な医療や医薬品のケアがすぐに届かない。応急処置として、民間薬の適切な利用で危機をひとまず乗り越え、その後、医療ケアをしっかり受ければ安心である。

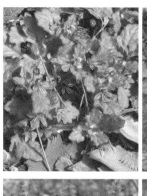
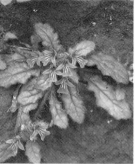

キランソウ
Ajuga decumbens

本州〜琉球の草地や宅地の道ばた
に育つ多年生。地面に貼りつくように葉
を広げ、そのすぐ上に濃厚な青紫色の
花をぱらぱらと散らす。花がないと目立
たないが、葉の縁が小さく波打ち、毛ま
みれでゴワゴワするので、見慣れるとす
ぐにわかる。苦味が強烈で、料理なら
油分、お茶ならハチミツなどとあわせる。

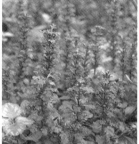
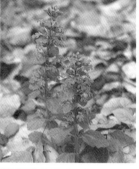

セイヨウジュウニヒトエ
Ajuga reptans

ヨーロッパ原産で都市部や住宅地に
多い多年生。「アジュガ」の名で園芸
用や西洋ハーブとして植えられ、ときに
野生化。ヨーロッパでは止血薬、収斂
剤、弱い強心薬などに使用されてきた。
キランソウとよく似るが、花穂が立ち上
がって豪華に咲き誇るのが特徴。

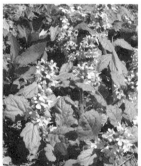
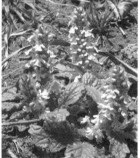

ジュウニヒトエ
Ajuga nipponensis

本州・四国の丘陵地に育つ多年
生。セイヨウジュウニヒトエと同じく、大き
な花穂を立ち上げるが、花色は淡いピン
クで濃厚な紅色のストライプ模様を
浮かべ大変美しい。この典雅に花を重
ねる様子が、宮廷の女官が身につけた
十二単に見立てられた。薬用・食用に
使われたという文献は見ない。

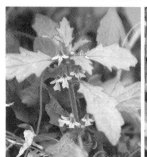
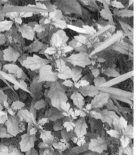

ジュウニキランソウ
Ajuga × mixta

キランソウとジュウニヒトエが自然交雑
して出現する種族。里山や丘陵の道ば
た、林縁でしばしば見つかる。花色はキ
ランソウのように青味を帯びるが、葉や
花茎が立ち上がって、キランソウより花が
まとまってつく。薬用・食用に用いるとい
う文献は見当たらない。出逢えると嬉し
い種族で、幽美な雰囲気がたまらない。

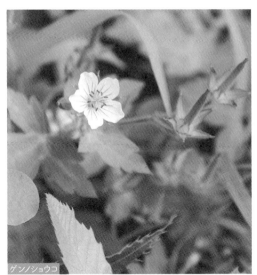

ゲンノショウコ

フウロソウ科 / キンポウゲ科

ゲンノショウコと類似種

性質

多年生

収穫

地上部 ／ 6〜10月（薬用）
葉・花 ／ 4〜10月（食用）

漢方薬・民間薬の一例

健胃、整腸、下痢止め、便秘の改善、
冷え性の改善、腫れ物、しもやけの治療 など

食用

若い葉を天ぷらにしたり、軽く塩茹でして佃煮な
どにする

🌿 取り違えれば命取り

　ゲンノショウコは、目立った副作用が知られておらず、安全性が高い薬草として貴重である。それが皮肉なことに、猛毒草とよく似ているため「副作用はないが見分け方を誤って致命傷」といった事故が絶えない。

　ゲンノショウコの利用は、中国由来でなくわが国の祖先が発見し、発展させてきた。

　薬効の高さからタチマチグサ、イシャイラズ、イシャダオシなど数々の別名をもつ。

　葉っぱの姿が猛毒草のトリカブト、有毒なウマノアシガタとよく似ているほか、身近な雑草アメリカフウロと雰囲気がそっくりで、初学者はよく間違える。識別ポイントは、実のところ非常にシンプルなので、この機会に会得・復習しておくとよいと思う。

🌿 収穫期は〝開花期〟と覚える

　安全に愉しむなら「収穫期」を知ればよい。ゲンノショウコの場合、有効成分がもっとも豊富な時期は「開花期」。花の違いは誰の目にも明らかなので、開花を待ってから収穫すれば間違いない。

　開花前の時期に見分ける方法もあり、ネットなどで紹介される。間違ってはいないのだけれど、「知識が混乱」した結果、覚えたつもりで間違えることがよくある。知識優先でなく、目や五感を慣らすこと、「悩んだら手をつけないこと」を優先すれば、安全に歩いてゆける。

　ゲンノショウコの薬効はユニークで、簡単な野草茶にすると「下痢止め」になるが、濃厚な薬湯で服用すると「便秘の改善」になる。上手に淹れると緑茶よりずっと飲みやすい。そしてなにより姿が美しいので育てたくなる。

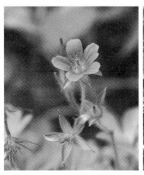
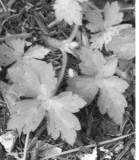

ゲンノショウコ (フウロソウ科フウロソウ属)
Geranium thunbergii

開花期は6〜10月。花の色は白、紅、淡いピンク。全国の草地や道ばたに育つ多年生。里山、丘陵、山地では特に多い。ゲンノショウコのお茶が「苦い」と言われるが、健全に育ち、そもそも見分けが間違っていないものは爽やかで美味。蒸らす時間は3分くらいが限度で、長く蒸らすと苦味が強まる。

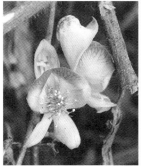
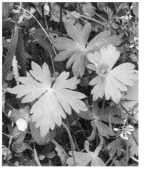

ヤマトリカブト (キンポウゲ科トリカブト属)
Aconitum japonicum subsp. *japonicum*

開花期は8〜10月と遅い。トリカブトの仲間は多数あり、北海道〜九州の各地に分布する多年生。丘陵や山地など冷涼地を好むが、都市郊外、市街地の一角に自生することも。山野草や園芸種として売られるが、いずれも猛毒。葉姿は成長段階により変化が多い。花のない時期は悩んだら「手をつけない」。

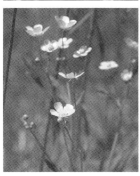
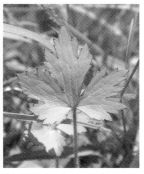

ウマノアシガタ (キンポウゲ科キンポウゲ属)
Ranunculus japonicus

開花期は4〜5月。全国の丘陵や山地の道ばた、草むらに好んで住みつく多年生。黄色くてツヤツヤした花を咲かせるのが特徴。湿った場所を好むので、乾燥化が進む市街地周辺では減少の一途にある。誤って食べると消化器系の粘膜を損傷し、激しい痛み、嘔吐を引き起こす。

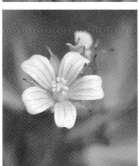
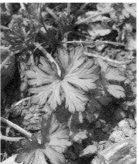

アメリカフウロ (フウロソウ科フウロソウ属)
Geranium carolinianum

開花期は5〜9月。北アメリカ原産。都会派の帰化種で、全国の都市部から宅地でおおいに繁栄している。葉が赤く縁取りされることが多く、花色もピンク色。花の時期は間違えないけれど、葉の姿だけであるとゲンノショウコと間違える人が少なくない。誤って食べても有毒ではないが、悦びもない。

spring 春の薬草

41

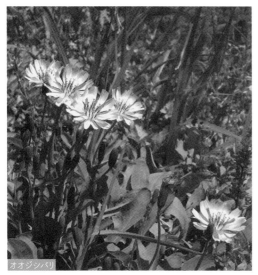

オオジシバリ

キク科ノニガナ属

ジシバリの仲間

性質

多年生

収穫

地上部 ／ 4〜5月（薬用・食用）

漢方薬・民間薬の一例

健胃、消炎、下痢止め、鼻づまりの改善、
消化不良の改善など。
中国では解熱、解毒、消腫 など

食用

花と葉は苦味のある香味野菜としてサラダ、和
え物などで。苦味は結構強い

タンポポ……ではないソレ

　ひと味違う、ありがたい薬草のひとつ。

　春の陽ざしを、それは心地よさそうに浴びる畦道や湿った草地では、愛らしい黄色いお花畑が詩情豊かに広がっている。

　そこにタンポポとよく似た花々が群れていたら、ちょいと近づき、葉っぱを見てみる。そのフォルムがまるっこく、タンポポの鋭くギザギザした葉と違っているかもしれない。

　花茎も、たよりなく「ひょろり」と伸ばし、花もタンポポをスライスしたように薄ければそれらはオオジシバリかイワニガナ（旧名ジシバリ）であろう。野辺の名花のひとつで、根を伸ばして地を覆うように殖えるので「地を縛る（地縛り）」と呼ばれる。この葉は食用となるほか、日常の不快を蹴散らす薬草にされてきた。

鼻づまりの妙薬

　オオジシバリは「苦味」が持ち味の春の摘み菜。ヘラ状の葉を集め、よく洗い、軽く塩茹でしてから和え物などで。

　たいてい群れて暮らすので、収穫は容易。葉っぱが小ぶりなので、分量を集めようとすれば爽やかな汗が頬をつたう。これもまた春の摘み菜の醍醐味で、それがまた心地よく。

　オオジシバリは民間薬として活躍しており、この薬湯はちょっとした胃薬として、あるいはひどくイライラさせられる鼻づまりや腹痛からの解放が期待されてきた。

　そっくりなイワニガナは、なぜか薬用にされた歴史が見当たらない。民間薬として両者を明確に区別して利用していたかは疑問であるし、間違えたところで、イワニガナからも同じ恩恵があるのではないかと推察する説もある。

オオジシバリ

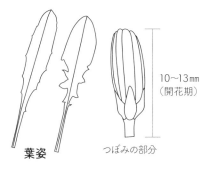

イワニガナ（旧名ジシバリ）

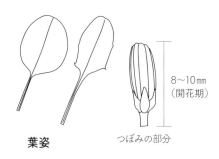

葉姿　　　つぼみの部分

10〜13mm
（開花期）

葉姿　　　つぼみの部分

8〜10mm
（開花期）

両者とも葉の切れ込みには「多型」があるので大変まぎらわしい
明確に見分けたいときは「開花時のつぼみの長さ」を見るとよい

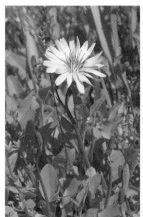

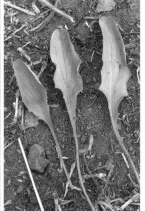

オオジシバリ
Ixeris japonica

　全国の陽当たりのよい草地や田んぼ
でよく見かける多年生。タンポポと比べ
ると、花びらの数がずっと少ないので
薄っぺらく見える。

　民間では、葉を煎じ詰め、薬湯として
服用することで健胃、鼻づまり、腹痛を
改善する目的で活用される。

　最近は各地でオオジシバリばかりが
よく目立ち、イワニガナ（下）と出逢う機
会が少なくなった感じがする。

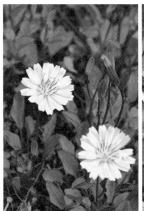

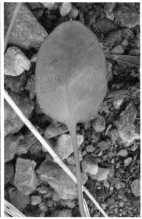

イワニガナ (ジシバリ)
Ixeris stolonifera

　オオジシバリと同じような環境を好み
全国で見られる多年生。花の大きさが
ややこぶりで、葉の形がスプーン状に
（先端部がまるっこく）広がるのが特徴。
薬効については不明であるが、そもそも
オオジシバリについても含有成分の詳
細な解析があまり行われていない。見
かける機会が減り、地域によってはほと
んど見ることができない。薬効はともか
く、出逢えるとそれだけで嬉しくなり、心
が晴れる。

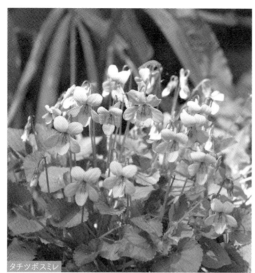

タチツボスミレ

スミレ科スミレ属

スミレの仲間

性質

多年生

収穫

地上部 ／ 4～10月（薬用）
　　　　4～6月（食用）

漢方薬・民間薬の一例

〈タチツボスミレ〉

解熱、解毒、打撲、腫れ物

食用

若芽や若葉は天ぷら、浸し物、和え物として。花
はサラダやデザートの飾りつけに。味見程度がよ
く多食は避ける

愛らしい強敵。その名は〝スミレ〟

スミレを〝テーブルにのせる〟というのは
とても奇異な感じを受けるかもしれない。

日本には約60種（細かく分ければ200
種ほど）のスミレたちが野辺を飾っている。
季節の移ろい、地域ごとでも違う雰囲気
のスミレの祭典を愉しむことができるため、
知るほどに心惹かれ、気づいたときにはス
ミレ図鑑を手放せなくなる。

身近でも、さまざまなスミレと出逢うこと
ができるのだけれど、薬用・食用に利用で
きるスミレはごくわずか。多くのスミレは安
全性や成分の詳細がわかっておらず、一
方で有毒成分を含む種族も混ざっていたり
する（後述）。

スミレの「見分け方」はなかなか手ごわ
いので、ここでは概略をご案内する。

「取り扱い上の注意」がある

これまで利用されてきたスミレの代表格
を右ページでご紹介する。実際には花色
や形に変化が多いため、詳しく調べるには
図鑑などを参照したい。ここでの狙いは、
利用できる種族の「名前とイメージ」をピ
ンポイントでチェックしておき、的を絞って
野辺を歩き、図鑑とあわせて審美眼を養う
こと。

「有毒種がある」と書いたが、スミレの
仲間にはビオリンという成分をこさえる種
族が混ざっている（たとえばニオイスミレ）。
嘔吐や麻痺を引き起こす神経毒で、ほか
のスミレにも含まれる可能性があるため
（身近なすべての種が調査されているわけ
ではない）、精油の内服、過食、薬湯での
連続使用を避けるのが賢明な選択となる。

特に「種子」と「根茎」の利用は危険。

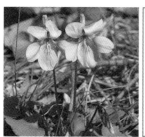
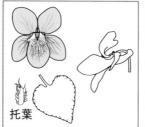

托葉

タチツボスミレ
Viola grypoceras var. *grypoceras*

全国で広く見られる多年生。草地、雑木林に多い。薬用・食用で利用される。花が大きめで、花色は〝うすい空色〟。香りはない。葉はスペード型。葉のつけ根にギザギザした托葉（たくよう）があるのも特徴。

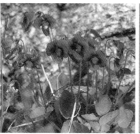
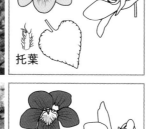

托葉

春の薬草

ニオイタチツボスミレ
Viola obtusa var. *obtusa*

北海道〜屋久島の明るい草地や雑木林に多い多年生。腫れ物には葉を突きつぶしたものに塩を混ぜ、患部に貼る。花色は〝濃厚な紫〟で、全体が丸っこくなりぽっちゃりした印象。花に強い芳香がある。葉はスペード型で托葉がある。

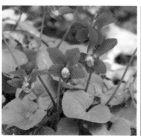
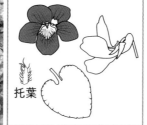

短い

ニオイスミレ
Viola odorata

ヨーロッパ原産。英名はスウィート・バイオレット。ハーブとして香水の原料や花の砂糖菓子にされる栽培種。種子や根茎にビオリンが含まれるため、おそらく全草にも微量ながら存在すると推察する。花も多食は避けたい。

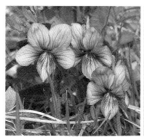
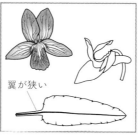

翼が狭い

ノジスミレ
Viola yedoensis

本州〜屋久島の道ばた、草地に多い多年生。地上部は腫れ物に使われる。花色は〝濃い紫をベースに白抜け〟することが多く、全体に紫の筋模様がよく目立ち、甘い香りを放つ。葉は細長い三角形で葉柄の翼（よく）は狭い。

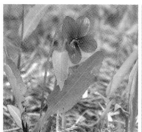
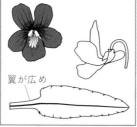

翼が広め

スミレ
Viola mandshurica var. *mandshurica*

北海道〜屋久島の道ばたや草地に多い。各種腫れ物の治療として外用するほか、葉の天ぷら、お浸しが愉しまれる。花は小さく〝濃厚な紫〟で白抜けしない。葉は細長い三角形で葉柄の翼（よく）が広め。香りはない。

セリ科セリ属

セリ

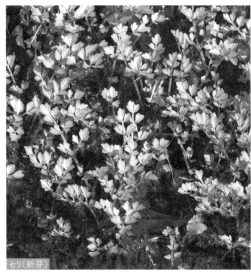

セリ（新芽）

性質

多年生

収穫

全草 ／ 4〜9月（薬用）
　　　　3〜5月（食用）
根 ／ 通年（食用）

漢方薬・民間薬の一例

食欲増進、便秘の改善、去痰、利尿、
神経痛やリウマチの鎮痛 など

食用

全草が食用になり、根にも香気と香味があり
美味
調理例（P.164）

よく似た毒草にご用心

　春のセリ摘みをして、「お腹が痛くなった」という話をしばしば耳にする。たくさん食べると薬理作用でお腹がゆるくなりやすいといわれるけれど、「お腹が痛い」となれば、よく似た毒草を一緒に摘んで食べた証拠。

　キツネノボタンの仲間は、新芽の時期、セリの群落の合間にたくさん潜んでいる。これを食べると消化器系の粘膜に炎症を起こし、ひどく痛む。セリ摘みのときは、「香りがある」ものをしっかり選ぶ。香りがないものは上述した毒草の可能性が高い。

　セリは「根が美味しい」。浅漬けなどにすると、爽快な歯ごたえと高い香気に魅了されるだろう。

　5月中旬を過ぎると、葉っぱは筋張って風味も落ちるが、薬用としての旬となり、乾燥させてお茶や入浴剤（鎮痛）に。

よく似た猛毒草は命がけで避ける

　人生のすべてを奪い去るドクゼリの毒性は、ユニークな性質をもつことで知られる。

　死を招く多くの猛毒植物——たとえばトリカブトやドクニンジンなどは、同時に「貴重な製薬原料」とされ、重篤な疾患から多くの生命を救ってきた。ドクゼリは、例外。

　凶悪なシクトキシンという成分は、びっくりするほど不安定。その形を留めておくのが難しく、化学的作用が安定しない。そのくせ体内に入ると生命を危機にさらす効果だけは確実という、徹頭徹尾、喰えないシロモノ。

　ドクゼリに触るだけでも猛毒成分が皮膚から吸収されるため、非常に危険である。

　誤食しても早めの治療で助かることもあるが、死亡例も絶えない。ドクゼリの生息地は限られるが、そうした場所では一面を覆うほど茂るので要注意。

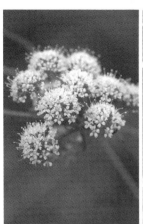
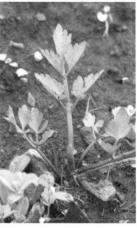

セリ
Oenanthe javanica subsp. *javanica*

　水辺や田んぼのまわりなど水気が多い場所に好んで育つ。乾燥気味の庭に植えても根っこで爆発的に殖えるほど生命力が強い。

　セリの茎葉には目立つ毛がなく、ちぎると香しい芳香が立つ。採取や下ごしらえの際は香りを必ず確かめる。

　料理に使う場合、長く加熱するとエグ味が強烈になるので、麺類や鍋物などで利用する場合は最終盤で加えるとよい。根の香味は抜群で、漬け物などがオススメ。

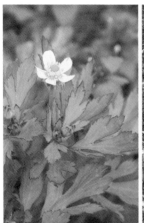
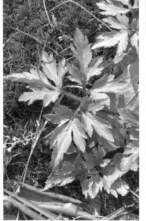

ケキツネノボタン (キンポウゲ科キンポウゲ属)
Ranunculus cantoniensis

　この仲間はいくつかのタイプがある。すべて有毒。全国の田んぼや水辺などに多く、セリと隣り合って生えている。全草に白い毛が目立ち、新芽の時期も毛が多い。セリ摘みのとき、葉の柄などに目立つ毛があり、セリの香りがなければ本種の可能性が高い。切り口からでる液汁も、皮膚に繰り返し付着すると炎症を起こすことがある。水場などで早めに洗い流したい。観賞価値は高く、花がとても愛らしい。

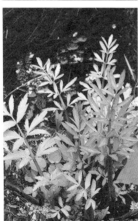
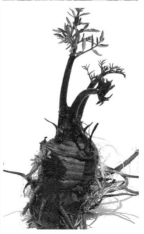

ドクゼリ (セリ科ドクゼリ属)
Cicuta virosa

　北海道〜九州で局所的に見られる多年生。自生地での生命力は強大だが、ほかの地域に移植すると数年で弱って消えてゆく、なかなか繊細な生き物。ドクゼリの特徴は、葉が細長く、根元がタケノコ状に太くなるほか、多くの葉が根元から伸びること（花茎だけは例外で、花茎が伸びてくると茎にも葉をつける）。滅多に見ないので、識別できる人も少なくなった。葉を摘むとセリの香気があるので厄介である。植物園などで一度は観ておくとよいだろう。

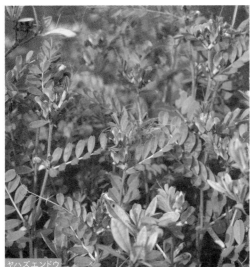

ヤハズエンドウ

マメ科ソラマメ属

ソラマメの仲間

性質

1〜越年生

収穫

地上部 ／ 3〜6月（薬用・食用）

漢方薬・民間薬の一例

＜ヤハズエンドウ＞

マラリア、黄疸、鼻血の止血、月経不順、
むくみの改善 など

食用

茎葉、花、豆果（未熟）はすべて食用になり美
味しい
調理例（P.179）

葉っぱも美味しいソラマメ風味

入門者でも美味しく愉しめるソラマメの
仲間たちをご紹介したい。

ヤハズエンドウ（旧名カラスノエンドウ）
は道ばたや草地に群生する。まるっこいピ
ンクの花が特徴で、やがて実るマメは完熟
すると真っ黒になる。その柔らかな茎葉は
天ぷら、お浸し、炒め物に。豆の味わい
が愉しくて美味しい。花はそのままサラダ
やデザートに散らし、未熟な豆はスナップ
エンドウのように塩茹でしたり、炊き込みご
飯の具にして美味しくいただける。

野草料理ではお馴染みだが、薬草とし
ての顔は意外と知られずにいる。上記の
作用はかなり特殊であるが、茎葉にはア
スパラギンも含まれるといい、するとちょっ
とした疲労回復効果が期待できるやも知
れぬ。

ちょっと違ってぜんぶいい

右ページは、ヤハズエンドウと同じグ
ループにいる花々である。花穂が細長く伸
びるタイプで、花つきがずっと豪華でよく目
立つ。

クサフジはなかなか出逢えないけれど、
これが大変美味しい。

ナヨクサフジは、現在、全国的に広がっ
ている帰化種で、道ばた、草地、河川敷
で大群落を築いている。全草が食用とな
り、天ぷら、お浸し、和え物、炒め物など
幅広い調理によくあう。アク抜きもいらな
いほど食べやすく、いくらでも収穫できるの
で、覚えておくと便利。ただ幹線道路沿い
や街中のものは、煤煙や除草剤をかぶって
いるので避けておきたい。

ビロードクサフジは、間接的に暮らしを
豊かにしてくれる種族。毛まみれでとって
も可愛い。

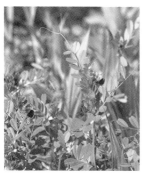
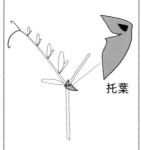

ヤハズエンドウ
Vicia sativa subsp. *nigra* var. *nigra*

　本州〜琉球の道ばた、草地に群生する1〜越年生。美味しい野草として人気があり、花の時期は見分けやすいので入門者には最適。開花すると茎が硬く筋張るので、柔らかな茎先の葉を選んで採取する。

　マメ科の植物は似たものが多い。葉のつけ根にある托葉をチェックするとよい。

托葉

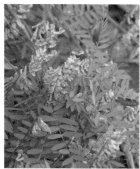
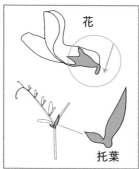

クサフジ
Vicia cracca

　北海道〜九州の山地や丘陵地などに育つ多年生。自生地は点々と散らばっており、出逢う機会はかなり少なめ。葉の風味、食べやすさは抜群。民間薬としても素晴らしく、全草が筋肉の緊張緩和、血流改善、鎮痛目的で利用される。身近にいないのが口惜しいかぎり。花色は透き通るような淡い青色。

花

托葉

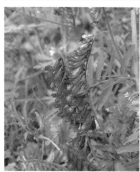
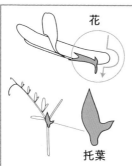

ナヨクサフジ
Vicia villosa subsp. *varia*

　ヨーロッパ原産で、いまでは全国の道ばた、草地に大群生する1〜越年生。身近で見かけるのはだいたい本種。全草が食用となり、柔らかな茎葉を選んで採取。豪華な赤紫の花も食べることができる。貴重なクサフジと雰囲気が似るも、花色が違う。左図のように花を支える柄の位置がズレるのもわかりやすい特徴。

花

托葉

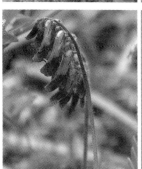
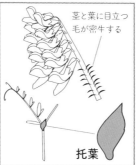

ビロードクサフジ
Vicia villosa subsp. *villosa*

　牧草地や畑地で栽培され、その周辺で野生化しているヨーロッパほか原産の1〜越年生。クサフジやナヨクサフジにそっくりだが、茎や葉にたくさんの白毛をふわふわに生やす。畑地の緑肥用に、または養蜂用の蜜源植物として大切に栽培される。食用・薬用の詳細不明。

茎と葉に目立つ
毛が密生する

托葉

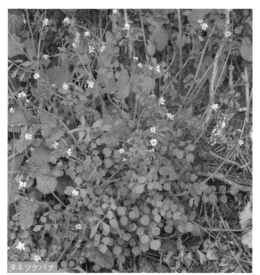

タネツケバナ

アブラナ科タネツケバナ属

タネツケバナの仲間

性質
越年生

収穫
地上部 ／ 3〜7月（薬用）
種子 ／ 5〜6月（薬用）
地上部 ／ 3〜11月（食用）

漢方薬・民間薬の一例
咳止め、膀胱炎、尿道炎、
むくみ・腫れ物の改善 など

食用
茎葉がクレソン同様に使える。熟練者も愛用する食材

🌿 そして地味な滋味

多くの人にとって、名前を知りたいとも思わず、脊髄反射で引っこ抜いているのがタネツケバナである。これが「売られているクレソンより美味しい」と眼を輝かせるご婦人たちの、なんと多いことか。

野草料理の世界では〝美味しい食材〟としての名声をすでに確立している。どのような調理法にもあい、下ごしらえも簡単。爽快な歯ごたえ、噛むほどに深まる風味、ピリっとした辛味がアクセントになって健全な食欲をいかんなく刺激してくれる。

大きさはコンパクトだが、群れになって暮らすことが多く、収穫もたやすい。調理法も、茹でてからサラダ、お浸し、和え物など、シンプルな調理ほどその香味を愉しむことができる。

🌿 その滋味がもたらすありがた味

民間薬としても、しつこい咳の改善などに貢献してきた。女性をしばしば悩ませる膀胱炎、尿道炎にもよい作用が知られてきたほか、足のむくみといった異様な不快感も改善するとされる。

問題があるとすれば、誰もが認めるその〝地味な姿〟であろう。道ばたには帰化種を含めて多くの仲間がおり、見分けるには眼を慣らす必要がある。とりわけよく目立つ基本3種を右図でご紹介しておく。

これに慣れたらオオバタネツケバナを狙ってみたい。木陰に育つものはいっそう食べやすく、美味。薬草としてのユニークな作用も大きな魅力。これほど地味な〝道くさ〟なのに、祖先たちはよくぞその真価を見抜いたものだと頭が下がる。

タネツケバナ	オオバタネツケバナ	ミチタネツケバナ

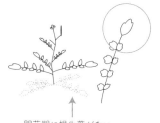 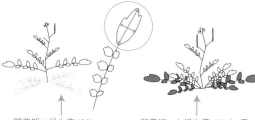 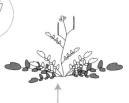

開花期に<u>根生葉</u>がない

てっぺんの葉は小葉よりも
ひとまわり大きいくらい

開花期に<u>根生葉</u>がない

先端の葉の「長さ」が
「幅」の2倍以上

開花期にも<u>根生葉</u>があり、葉が
ドーナッツ状にキュッとまとまる

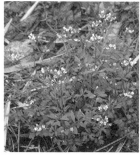 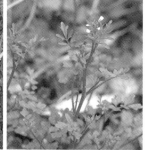

タネツケバナ
Cardamine occulta

　北海道〜九州の宅地や草地の湿っ
た場所に多い越年生。身近な野草の
なかでも万人受けする味わいが魅力。
よく似たタイプがいくつかあるが、間違え
ても風味は大差ない。オオバタネツケ
バナとは先端の葉の大きさが違う。

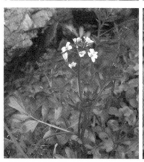 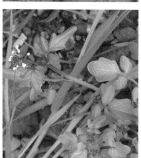

オオバタネツケバナ
Cardamine scutata

　北海道〜九州の雑木林や水辺に育
つ多年生。タネツケバナよりずっと大型
に育つが、小さい場合もある。整腸作
用が有名で、腹痛、下痢などに用いら
れるほか、頭痛、月経不順の改善など
が知られてきた。

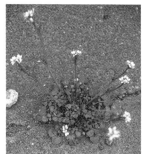 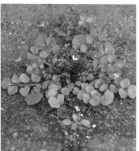

ミチタネツケバナ
Cardamine hirsuta

　ヨーロッパ原産の越年生。タネツケ
バナよりコンパクトな小型種。宅地や都
市部で見かけるものはほとんど本種と
いってよいほど。海外では食材・民間
薬に使われるが、日本での詳細は不
明。食べてみたが個人的評価は「まあ
まあ」。

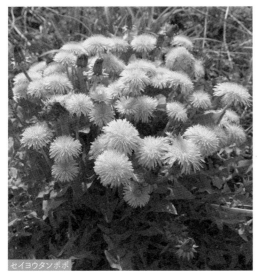

セイヨウタンポポ

キク科タンポポ属

タンポポの仲間

性質

多年生

収穫

地上部 ／ 開花前の全草（薬用・食用）

根 ／ 随時（薬用・食用）

漢方薬・民間薬の一例

＜セイヨウタンポポ＞

強壮、解熱、健胃、利尿、催乳 など

食用

茎葉と花は食用となり、根もコーヒーの代用品にされる

調理例（P.161）

さすがの薬草セイヨウタンポポ

　セイヨウタンポポが迷惑な外来の雑草として嫌われるのは、驚くほど殖えるから。なにしろ受粉する前からタネをつくることができ（受粉を必要としない）、都市の乾燥や灼熱の真夏をものともせず、常に生産活動ができる〝異能〟の持ち主であるためだ。

　この強靭な生命体は、自身の健康を維持するべく、特殊な成分をたくさん生産する。ヒトにも少なからぬ恩恵として、強壮作用、解熱作用、胃の保護作用などをもたらすといわれる。

　もともと「美味しく食べられる薬草」として明治初年にアメリカから輸入されたのがはじまり。その実力は確かに大したものがあり、味わいも日本の在来種より美味しく感じる。ほぼ一年中、好きなときにいくらでも収穫できるのも、思えば素晴らしいことである。

開花期でも美味しく食べるアイデア

　日本にも地域ごとに多彩な在来種が住んでいる。その多くが春に開花し、タネを飛ばすと、長い夏休みに入る。初夏には地上部をすべて枯らし、冬が近づくまで地面の下で健やかな寝息をたてる。つまり夏の間にタンポポの葉を見かけたら、セイヨウタンポポの可能性が高い。

　タンポポたちの正確な見分けは、ルーペや顕微鏡で「花粉を見る」のが主流。はじめのうちは花の下の総苞（そうほう）を見るだけでも、かなり絞り込むことができる。

　さて、タンポポは花が咲くと目立つようになる。初心者のうちは収穫も開花期であることが多い。開花すると茎葉が硬くなったり、苦味が強くなりがち。よく洗ったあと、冷水を張ったボウルに数時間ほど浸けてから塩茹でにすると、ずっと食べやすくなる。肉料理にあわせても美味。

花が「黄色」

花が「白色」

総苞片が反り返る

セイヨウタンポポ群

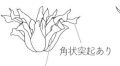
角状突起あり
総苞片は密着して
外側に反り返らない

カントウタンポポ

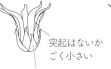
突起はないか
ごく小さい
総苞片は反り返らず
全体がほっそり

カンサイタンポポ

総苞片はゆるく開き
小さな突起がある

シロバナタンポポ

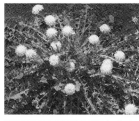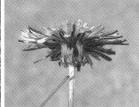

セイヨウタンポポ群
Taraxacum officinale agg.

ヨーロッパ原産の多年生。全国で見られる。多数のタイプが混在しているので〝群〟と表記する。食用・薬用に使いやすい（収穫しやすい）種族。

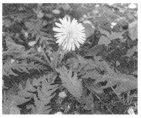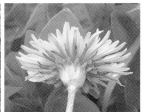

カントウタンポポ
Taraxacum platycarpum subsp. *platycarpum* var. *platycarpum*

おもに関東〜中部に分布する在来の多年生。総苞片に目立つ突起があり花穂に厚みがない。セイヨウタンポポ群と同様の作用をもつ。調理も同様。

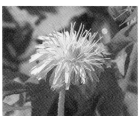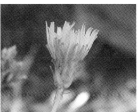

カンサイタンポポ
Taraxacum japonicum

おもに長野県以西に分布する在来の多年生。総苞全体がほっそりして、突起はないかあっても小さい。薬用には上記2種と同じ使われ方をする。

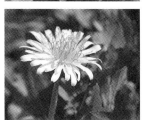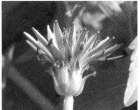

シロバナタンポポ
Taraxacum albidum

本州以西に分布する多年生。これも複数の種族がある。花色がクリームがかった白色なのが特徴。解熱、健胃のほか、消炎、肝臓機能の改善、貧血の改善、消化不良の改善などに使われてきた。

spring

春の薬草

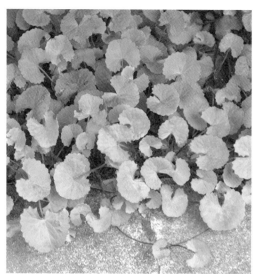

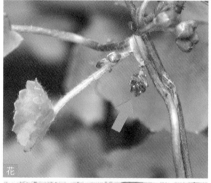

花

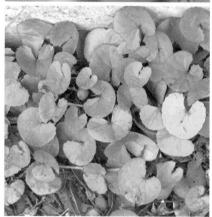

セリ科ツボクサ属

ツボクサ

Centella asiatica

性質
多年生

収穫
全草 ／ 随時（薬用）

漢方薬・民間薬の一例
鎮静、解毒、止血、利尿 など

🌿 時にブームを起こす薬草

　ちょっと食べればたちまち「苦い！」と地
団駄を踏む。海浜地帯の草地や街中で見
られる種族で、内陸ではまず見かけない
（栽培種が逃げだすことはある）。

　たまにブームを起こすのは、インドの伝
統医療アーユルヴェーダでの活用法に注
目が集まるから。健忘の予防・改善、記憶
力の増強、免疫強化などに効果的と宣伝
され、探す人が増えた。「これツボクサで
すか？」と質問されることも多いのだけれ
ど、すべてがカキドオシ（P.30）であった。

　花が違うほか、ツボクサの茎は丸っこい
（カキドオシは角ばっている）。栽培は簡
単。記憶系への薬効については、盲信せ
ず、ほどほどに。少なくとも「なんて苦い
んだ！」という苦悶の記憶だけは、確実に
刻まれる。

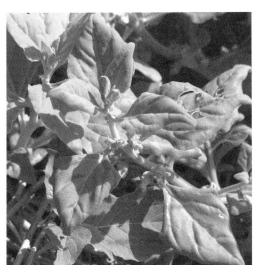

ハマミズナ科ツルナ属

ツルナ

Tetragonia tetragonoides

性質

多年生

収穫

全草 ／ 4〜11月（薬用）
茎葉 ／ 随時（食用）

漢方薬・民間薬の一例

清熱（身体内の熱を冷ます）、解毒、健胃、
消腫、胃腸炎の症状緩和 など

食用

地上部はサラダ、炒め物など

海辺に育つ野生のホウレンソウ

太平洋沿岸の浜辺にたくさん生えている。

その味わいは野菜そのもので、クセはな
く、ミネラルとビタミンが豊富。潮風に当たる
ものは塩気をまとい、ナマで食べても美味。

農産物売り場では野菜と肩を並べて販
売され、サラダ、お浸し、和え物、炒め物
などで美味しく食べることができる。

風味はホウレンソウに似ているけれど、
ホウレンソウよりクセがなく、下ごしらえも
ずっと楽。

内陸部でも簡単に栽培することができ、
庭先や庭園で見かけることも増えた。

身体にこもった熱を下げ、胃腸のトラブ
ルを改善してくれる薬草でもあり、三食に
少しずつ加えて食べることで、食欲不振や
胃弱を改善してくれるとされる。夏の暑気
あたり、冬のストレスで調子を崩したらツ
ルナを思いだしたい。

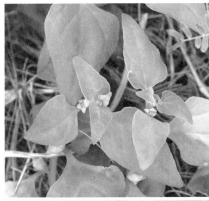

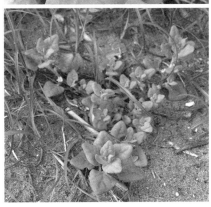

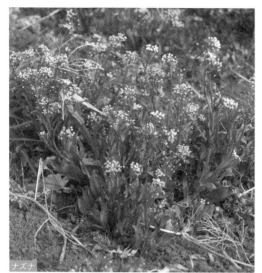

ナズナ

アブラナ科ナズナ属ほか

ナズナの仲間

性質

越年生

収穫

地上部 ／ 5〜7月（薬用）

葉 ／ 10〜6月（食用）

根 ／ 随時（食用）

漢方薬・民間薬の一例

止血、消炎、鎮痛、下痢、腹痛、高血圧、
腫れ物や眼の充血の改善 など

食用

地上部のほか根茎が美味しい
調理例（P.160）

🌿 それはもう〝美味しい食材〟

　どこにでも生える〝平凡な植物〟である
けれど、その〝ありがたさ〟は非凡。熟練
者ほどナズナを愛してやまない。

　その実力を手軽に試すには、野草料理
が手っ取り早い。春先に花が咲き、結実
した姿なら誰でもわかりやすい。このとき柔
らかな葉を採取して、軽く塩茹でして水に
さらす。あとはお浸し、和え物、炒め物な
ど、幅広い料理法によく馴染み、噛むほど
に優しい香味が広がる。しかしもっとも美
味しいのは根っこだ。地下にまっすぐ伸び
た根を丁寧に掘り起こし、よく洗い、軽く
塩茹でしてから浅漬けに。または刻んでキ
ンピラも美味しく、椀物や鍋料理に加えれ
ばゴボウの風味が広がり美味しいダシもで
る。料理も手軽で応用も効くため、これは
愉しい。

🌿 ふだん使いの〝伝家の宝刀〟

　ナズナは傷薬としても極めて優秀と評価
されてきた。止血作用はもちろん、炎症を
鎮め、鎮痛作用まであるという親切丁寧
設計。庭仕事や外出中のちょっとした切り
傷・すり傷には茎葉をよく揉んで、その液
汁を患部に塗る。体質によってあうかどう
かはわからぬので、小さな傷のときに試し
てみるとよい（傷口が悪化しそうな場合は
すみやかに専門医の受診を）。

　ナズナはアセチルコリンなどの変わった
成分もこさえる。これが腸内に到達する
と、すみやかに腸の副交感神経を刺激し
て活発化を促す。つまり上手に使うと便秘
の改善も期待できる。

　日本人は、古代からずっとナズナのお世
話になってきた。敬意を込めて、あらため
てナズナのいる暮らしを愉しんでみたい。

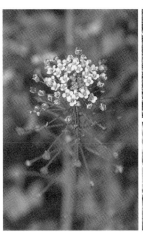
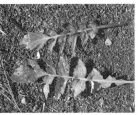
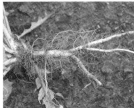

ナズナ（ナズナ属）
Capsella bursa-pastoris var. *triangularis*

　全国の道ばた、畑、庭先に多い越年草。日本人はこの結実の姿を三味線のバチに見立てたが、欧米人は〝羊飼いのガマぐち（Shepherd purse）〟と呼ぶ。とても裕福なこのガマぐちからはたくさんの財産がこぼれ落ち、多くの子孫が芽生え、わたしたちにも恩恵をもたらす。

　ナズナの葉姿は独特だが、変化が多く、悩ましい。はじめのうちは開花期に収穫するようにして、識別眼を養いたい。根を掘るときはハンドシャベルを使うとよい。思いのほか深く伸びている。

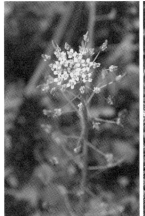
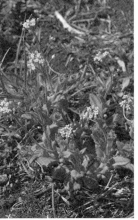

イヌナズナ（イヌナズナ属）
Draba nemorosa

　北海道～九州の道ばたや草地に育つ小さな越年生。この種子を乾燥させたものは、便秘の改善、むくみの改善、利尿、咳止めとして利用される。花びらが黄色で、結実もスプーン状になり、ナズナとはかなり違った容姿となる。とても小柄で見落としがちなほか、市街地化が進むと忽然と姿を消す。それでも人知れず街中で生き残っていたりするので、春の散歩で探してみたい。大変愛らしい。

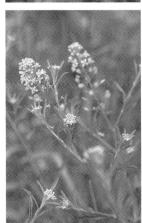
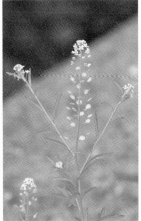

マメグンバイナズナ（マメグンバイナズナ属）
Lepidium virginicum

　北アメリカ原産の越年生で全国に分布。この種子も乾燥させたものが便秘の改善、むくみの改善、利尿、咳止めに使われる。道ばたや荒れ地、公園の緑地などいたるところに広がっている。

　ナズナとは葉の形が違うほか、結実がカメの甲羅のように丸くなり、結実期の姿は秋田の竿灯祭りの竿灯を思わせるほど派手に飾りつける。柔らかな茎葉は辛味があり、好き嫌いが分かれるところ。

spring

春の薬草

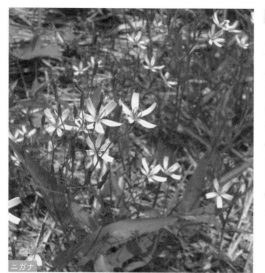

ニガナ

キク科ニガナ属ほか
ニガナの仲間

性質
多年生

収穫
全草（根を含む）／5〜7月（薬用）

漢方薬・民間薬の一例
食欲増進、消化不良、消炎、鼻づまりの改善
など

食用
全草を和え物、油炒めで

🌿 その名のとおりのエグい苦味

　植物の名前に〝菜（な）〟がつくものがある。「食べると美味しい野草」に〝菜〟が当てられる一方で、「ちっとも美味くないが、どうにか食べることができるもの」にも〝菜〟がつく。ニガナ（苦菜）は後者である。

　この植物を切ると、切り口から白い乳液がほとばしる。ここには薬理作用をもつ特殊な成分のほか、ひどい苦味エグ味で敵を撃退する役割が与えられている。

　どんな皮肉であろうか、本来は敵から身を守るはずの苦味エグ味が、わたしたちには「食欲を増し、消化も促進」という作用をもたらす。しかも消化器系の炎症も鎮めてくれるのだからありがたい。

　とはいえ、そのまま食べるのはなんとも辛いものがある。

🌿 エグさの撃退法

　タンポポもそうであるが、切り口から乳液がでるものには、イヤな刺激がある。これを下ごしらえで弱めるコツがある。

　しっかり洗って塩茹でし、水にさらすことで苦味成分がだいぶ減ってくれるのだ。

　苦味があり、それが身体に悪さをしない植物は、ベーコンなどの油分が多い肉料理と相性がとてもよい。ほろ苦さがアクセントになり、後味がスッキリし、食欲を増してくれる。和え物にするなら、やはり油分が多いマヨネーズなどがよく、塩麹やキムチなど、発酵食品とあわせればやはり美味しく仕上がるもの。

　料理で下ごしらえをすると有効成分（苦味成分）も減る。存分に摂りたい場合は、根ごと日干し乾燥してから薬湯にする手もある。

葉のつけ根が丸みを帯びる

葉のつけ根が尖って
茎の向こう側へ突き抜ける

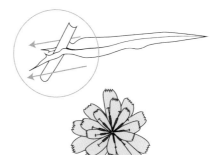

ニガナ　　　ハナニガナ　　　ノニガナ

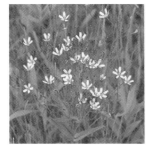 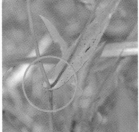

ニガナ
Ixeridium dentatum subsp. *dentatum*

　北海道～九州の道ばた、草地などに
よくいる多年生。花びらの数が5～7枚
と少ない。花がまばらで華やぎを欠くが、
愛嬌は抜群で微笑むように咲く。毎年
のように同じ場所に咲くほか、たいてい
は群れて暮らしている。

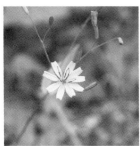 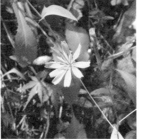

ハナニガナ
Ixeridium dentatum subsp. *nip-
ponicum* var. *albiflorum*

　本州～九州のニガナと同じ環境に
育つ多年生。花びらの枚数が8～11
枚とニガナより多い。葉の幅も広めで切
れ込みも深い。食用・薬用になり、薬
用ではニガナと同じ症状に用いられて
きた。

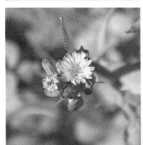 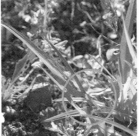

ノニガナ（ノニガナ属）
Ixeris polycephala

　本州～九州の草地に育つ越年生。
イワニガナ（P.43）の仲間であるが立ち
姿の印象がニガナと似るのでここでご
紹介する。食用・薬用にはされぬが、
のどかな自然世界を代表する種族で、
湿った場所を好む。近年激減しており
出逢えると大変嬉しい植物である。

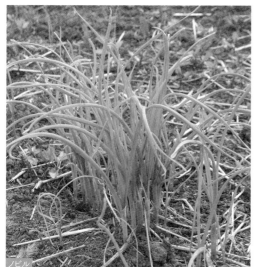

ノビル

ヒガンバナ科ネギ属

ノビルの仲間

性質

多年生

収穫

地上部 ／ 4〜9月（薬用・食用）
鱗茎 ／ 4〜9月（薬用・食用）

漢方薬・民間薬の一例

強壮、鎮静、咳止め、肩こりの緩和、生理不順、
虫刺されの治療 など

食用

地上部、鱗茎が美味しい食材にされる
調理例（P.162）

毎年どこかで中毒事故が

ヒトはよほどノビルがお好きなようで、春になるとお散歩ついでにノビル採りにでかける。

ヒトの身体はよほどスイセンが嫌いなようで、早い人ならノドを通過した瞬間に、遅い人でも食後10分前後で激しく嘔吐する。

スイセンの毒（とりわけ鱗茎）は猛毒。痙攣、昏睡、呼吸麻痺などを起こして死に至るとされるが、それだけの分量を食べるのは、上述のとおり、まず無理なのだ。

ノビル、ニラは、葉の姿がスイセンの葉に似ている。ノビルのつもりでスイセンを食べてしまう、あるいはノビルと一緒にスイセンの葉を採ってしまう。農家の方でも間違えるようで、農産物売り場でニラやノビルの名でスイセンの葉が売られたり、食堂で提供されたりと事故が絶えぬ。

収穫は〝五感〟をフル活用

自然世界で探し物をするときは、五感をフル活用したい。隣り合っている植物でも、見た目や感触で「美味しそうかどうか」がなんとなく伝わってくる。

ノビル、ニラには、ありがたいことに強烈なネギ臭・ニラ臭が必ずある。ないものはマズい。たとえばスイセンの葉は青臭いだけ。

慣れてくると、色や形で区別がつくようになる。図鑑類では丁寧に解説されるが、ノビルやニラの収穫のときは、なにを差し置いても「匂い」を確認したい。多くの事故は、この確認を「しない」、「忘れる」ことで起きている。

さて、近年、宅地の周辺ではおもしろい植物が見つかるようになった。ミツカドネギだ。立ち姿も美しく、しかも食欲をソソる香りに満ちている。海外ではハーブ料理に使われる。

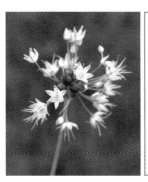

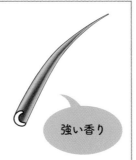

ノビル
Allium macrostemon

　北海道〜九州の道ばた、草地、畑地のまわりに多い多年生。葉を切ると、強いネギ臭があり、切断面が「三日月形」になる。つまり葉っぱは円筒状にくるっと巻いている。葉と鱗茎は、しっかり洗ったらそのまま使える。薬味にすると美味。

強い香り

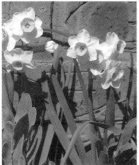

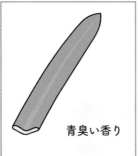

スイセン（スイセン属）
Narcissus tazetta var. *chinensis*

　各地で栽培される園芸種。関東以西ではよく野生化しており、ノビルやニラと隣り合って生えていることがよくある。
　葉はひらべったく、ちぎっても青臭いだけ。多くの園芸種があるけれど、どれも有毒と心得たい。民間では外用薬とされるが、現代の家庭利用向きとはいえない。

青臭い香り

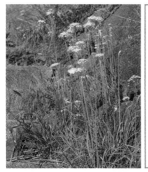

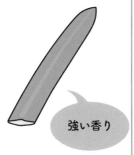

ニラ
Allium tuberosum

　全国で栽培される多年生。道ばたや草地で野生化が進む。葉はひらべったく、スイセンと酷似するが、強い臭いがある。
　葉は止血、解毒に、種子は強壮、精力剤の民間薬とされる。収穫のとき、葉の根元を少し掘ると、白くなった部分が顔をだす。優しい甘味にあふれ、ここが最高に美味しいところ。ぜひご賞味あれ。

強い香り

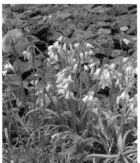

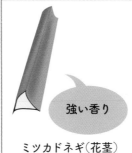

ミツカドネギ
Allium triquetrum

　地中海沿岸原産の多年生。園芸用に栽培されていたものがこぼれダネで逃げだしている。市街地や線路わきに多い。
　葉をちぎるとネギ・ニラ臭が強く立ち上がり、「花茎」の断面が三角形になるのが特徴。花の姿も独特。海外では健胃、血中コレステロール値を下げるハーブとして多彩な料理に加えられる。

強い香り

ミツカドネギ（花茎）

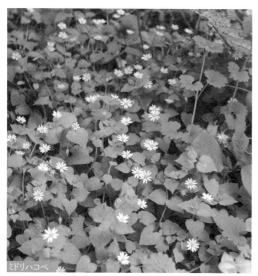

ミドリハコベ

ナデシコ科ハコベ属

ハコベの仲間

性質

越～多年生

収穫

地上部 ／ 3～6月（薬用）

10～6月（食用）

漢方薬・民間薬の一例

胃腸炎や虫垂炎の改善、歯の痛み止め、

歯槽膿漏予防、産後の浄血・催乳作用 など

食用

地上部は天ぷら、和え物、炒め物、サラダなどで

調理例（P.163）

゛春の七草〟の名声と実力

ハコベについて、食用として、あるいは薬草としての名声は非常に高くある。実際に口に運んだ人は、噛みしめた途端、きゅっと眉根を寄せ、首をかしげる。

「ちっとも美味しくないわ」といったご意見が大半で、その理由は、そもそも大して美味しくないからである。名声にともなう期待感の高さが災いして「なんだこれ……」という落胆に拍車をかける。

しかし「薬草」としての実力は大したもの。上記に例示した作用・適応症は極めて代表的で無難なものばかり。民間では地域ごとに万能薬とも思える多彩な使われ方が続けられ、外傷、腹痛、カゼの初期症状、気力体力の衰えの改善など、「応用範囲」の広さに驚く。

応用力で美味しく仕上げて

食材としてのハコベも、アイデアと工夫によって「応用範囲」がぐっと広がる。

ハコベには独特の青臭さがあり、少量なら気にならぬが、食べ続けるとムっとした違和感が立ち上がる。ミネラル類、ビタミン類や葉緑素が豊富に含まれるせいであろう。

これらの栄養素をできるだけしっかり摂りたい場合は、やはりサラダがよく、甘味と酸味があるフルーツとあわせたり、ドレッシングもフレンチやサウザンなどを選んでみるとよい。

軽く塩茹ですることでも、クセは軽減される。卵料理、炒め料理にあわせればとても食べやすくなるし、マヨネーズやバターなどの乳製品とも相性がよい。もしも「見分け」ができたらウシハコベをお勧めしたい。クセがなく、とても食べやすくてびっくりするだろう。

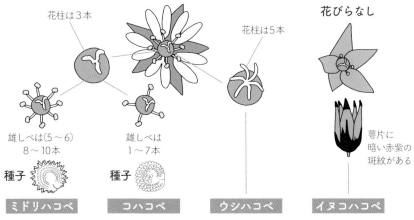

花柱は3本

花柱は5本

花びらなし

雄しべは(5～6)
8～10本

雄しべは
1～7本

萼片に
暗い赤紫の
斑紋がある

種子

種子

| ミドリハコベ | コハコベ | ウシハコベ | イヌコハコベ |

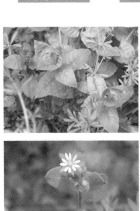
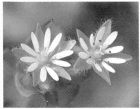

ミドリハコベ
Stellaria neglecta

　全国の道ばた、草地、庭先に育つ越
年生。詳しく調べるなら種子を見る。種
子の突起が目立つのが本種。本種とコ
ハコベは同じように利用されてきた。

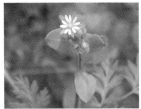
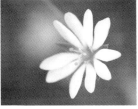

コハコベ
Stellaria media

　全国の道ばたに育つヨーロッパ原産
の越年生。上記のミドリハコベは郊外や
丘陵に多いが本種は宅地などに多め。
茎に赤みが差すものが多い。

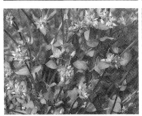
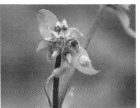

イヌコハコベ
Stellaria pallida

　ヨーロッパ原産の越年生。コハコベと
そっくりだが「花びらがない」。近年各地
で拡大中。利用法については詳細な
情報がない。

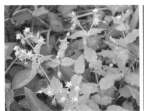
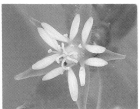

ウシハコベ
Stellaria aquatica

　北海道～九州のやや湿った草地、道
ばた、水辺に多い越年～多年生。見た
目はそっくりなのに、この仲間ではもっともク
セがなく食べやすい。サラダ、お浸し向き。

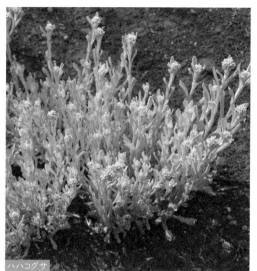

ハハコグサ

キク科ハハコグサ属

ハハコグサの仲間

性質

1〜越年生

収穫

地上部 ／ 4〜6月、9〜11月（薬用）

地上部 ／ 随時（食用）

漢方薬・民間薬の一例

＜ハハコグサ＞

咳止め、去痰、利尿、扁桃腺炎の改善、
急性腎炎の改善、皮膚病 など

食用

全草は草餅に使われるほか天ぷら、和え物、浸
し物に

調理例（P.174）

癒しの手の〝母〟

とっても小さくて地味な植物ではあるけれど、その慈愛のほどはありがたいほど深い。

ハハコグサの茎葉は、美しいシルバーグリーンで、ふわふわした綿毛に覆われ、とても愛嬌がある。日常の困った症状には、乾燥させたこの葉を薬湯にすることで、つらい咳を鎮め、きついノドの炎症を楽にしつつ、排尿を促すことで身体の治癒を早めてくれる。母の愛情がごとく、ゆっくりと、優しく、身体の奥底まで。病んだ身体を癒しつつ、快復の道へと誘ってくれる。

ほぼ一年を通して身近におり、必要なときに採取できる。いつもそばで見守ってくれているかのよう。

味わいにもクセやアクがないので、シンプルな調理で愉しめるもの素晴らしい。

頼れる〝父〟

ハハコグサに対して、チチコグサという仲間もいる。ハハコグサはいろんな場所で見つかるけれど、チチコグサは芝地や草地を好み、その数はずっと少なめ。都心部であると公園や緑地に行くと見つかることが多い。

父の愛もなかなかのもので、インフルエンザの症状緩和、解熱、咳止め、ノドの炎症やイガイガした違和感の除去、利尿などに使われる。傷薬にもなり、茎葉をよく揉んで患部に塗ると止血作用が知られている。

ハハコグサとチチコグサは、見た感じ、まるで違うので覚えやすいのだけれど、最近、それぞれによく似た帰化種が多くなった。その代表格と見分け方を右図でご案内する。外来種も海外では薬用・食用にされたりするけれど、日本での利用価値は未知数である。

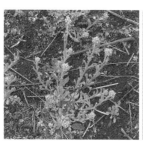

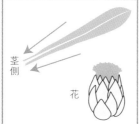

ハハコグサ
Pseudognaphalium affine

全国の都心から里山に育つ1～越年生。葉の色が淡いシルバーグリーン。全草が柔らかな毛に覆われてもこもこしている。ほぼ一年を通して見ることができ、季節を問わず開花する。花も食べることができる。

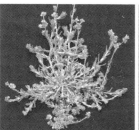

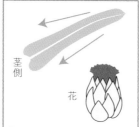

セイタカハハコグサ
Pseudognaphalium luteoalbum

世界の広域に分布する1～越年生。都心部や幹線道路の道ばたで拡大中の帰化種。茎の途中の葉を見ると葉のつけ根に向かうほど幅広くなる。花も茶色（ハハコグサは明るい黄色）なので見分けがつく。

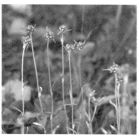

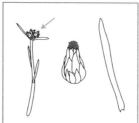

チチコグサ (チチコグサ属)
Gnaphalium japonicum

本州～九州の都心部から里山に育つ多年生。茎は明るいシルバーグリーンだが、葉が細長くシャープに伸び、色も濃い緑色。花穂はてっぺんにひとつだけ。薬用にされるが食用にする話はなぜか聞かない。

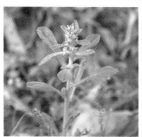

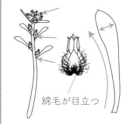

綿毛が目立つ

チチコグサモドキ (チチコグサモドキ属)
Gamochaeta pensylvanica

北アメリカ原産の1～越年生。都市部や宅地で急増中の帰化種。葉の先が幅の広いへら状になるほか葉の縁が軽く波打つ。花穂は葉のつけ根にも段々になってつけ、花の下部には綿毛がもじゃもじゃと生えている。

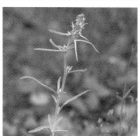

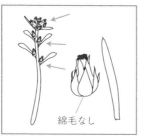

綿毛なし

タチチチコグサ (チチコグサモドキ属)
Gamochaeta calviceps

北アメリカ原産の1～越年生。本種も宅地などで殖えている帰化種。チチコグサモドキとよく似るが、葉色が濃いめで葉の幅も細い。また花の部分に目立つ毛がない。

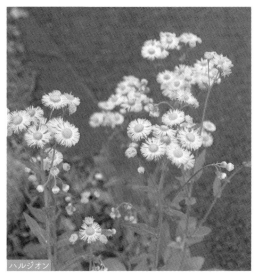
ハルジオン

キク科アズマギク属

ハルジオンの仲間

性質
1～多年生

収穫
茎葉 ／ ほぼ通年（食用）
つぼみ ／ 4～10月（食用）

漢方薬・民間薬の一例
＜ハルジオン（北米での利用）＞
カゼの治療、咳止め、下痢、頭痛の緩和、傷薬
など

食用
柔らかな葉、茎先、つぼみなどを天ぷら、炒め
物などで
調理例（P.168）

🌿 外の世界と中の世界で結構違う

〝ちっこい目玉焼き〟みたいな花は、きっと見覚えがあるだろう。一年を通していつもどこかで咲いている。

日本では、薬草として使われることはないが、外の世界では有用植物として評価されている。原産地の北アメリカでは、古くから先住民が多彩な症状に利用してきた歴史がある。たとえばハルジオンの場合、カゼの治療、せき止め、頭痛の緩和、皮膚疾患の治療、傷薬、生理不順の改善など。

ヒメジョオンの場合、中国で、糖尿病患者の血糖値を下げる目的で活用されるほか、ヒメジョオン全草から抽出された成分に高い抗酸化作用があり、神経組織を保護する機能があったという（培養細胞を使用した試験研究）。意外にも中国での薬効研究が盛んである。

🌿 頼まなくてもやってくる

薬草を調べていると、日本と海外では見方や使い方がいろいろ違っておもしろい。ただ、海外で高評価でも、わたしたちの身体にあうかどうかはわからないわけで、あらゆる〝情報〟とは〝ゆるいお付き合い〟がよさそうである。

さて、この〝ちっこい目玉焼き〟たちは、放っておくとウイルス並みに信じがたいほどよく殖える。

そこで冬の間に若葉を除草したり、花が咲く前のつぼみの状態で確実に引っこ抜くのが最善で、ついでに塩茹でして、和え物や炒め料理で消化するのも一手。

ほろ苦さが苦手な方にはマヨネーズのご利用を推奨しておく。

花びらが細くて
数が多い
（約150〜800枚）

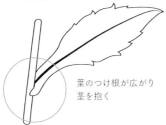

葉のつけ根が広がり
茎を抱く

ハルジオン

花びらが太めで
数が少ない
（約100枚）

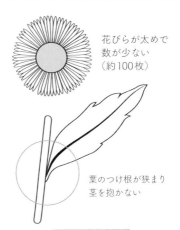

葉のつけ根が狭まり
茎を抱かない

ヒメジョオン

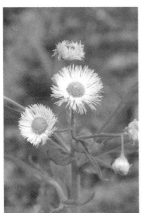

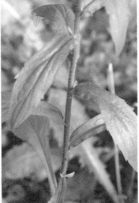

ハルジオン
Erigeron philadelphicus

北アメリカ原産の1〜多年生。環境によって形態が変化し、寿命まで変わる驚くべき植物。全国の道ばた、草地に分布。日本人は食用にするが原産地では食用よりも薬用利用が多いようだ。たとえば左ページで例示したもののほか、慢性的な下痢の症状緩和や利尿剤とされる。アメリカでは「妊婦の利用は避ける」との注意喚起があるので、日本でも気をつけたい。

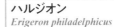

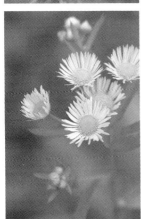

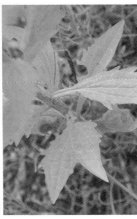

ヒメジョオン
Erigeron annuus

北アメリカ原産の1〜越年生。ハルジオンと同じ環境に育つ。

春の開花はハルジオンから始まり、それから1〜2カ月ほど遅れてヒメジョオンが咲く。両者とも真冬も開花する個体がある。料理素材として「どちらが美味しいか」の評価は分かれるが、個人的には春先の「ハルジオンの若い茎先」が食べやすく、香味もあって好印象。ハルとヒメは、野趣を愉しむくらいにして多食・多用は避けたほうがよい。

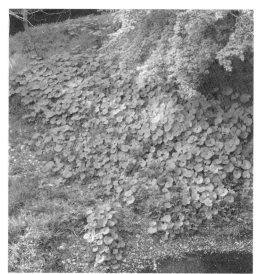

キク科フキ属

フキ

Petasites japonicus subsp. *japonicus*

性質

多年生

収穫

全草 ／ 随時（薬用）
新芽・葉柄 ／ 2〜6月（食用）

漢方薬・民間薬の一例

咳止め、去痰、胃痛や胃もたれの緩和 など

食用

フキノトウや葉の柄が食用にされる
調理例（P.163）

ゆっくりしっかり毒を抜く

　フキには有毒なアルカロイドが含まれ、下ごしらえが不十分であったり、多食をすると肝機能障害を起こしやすくなる。世界中で広く知られるところであるが、むかしから食べてきた日本人にはちょっとした驚きで、「毎年たくさん食べるけど、ぜんぜん平気です」と怒る方もいる。それでもフキは肝毒性の成分をたんとこさえており、水にさらすだけでも減毒でき、安全性はぐんと高まる。こうした伝統的な下ごしらえは〝日本ならではの高度な技術〟として世界から称賛されている。塩茹でして水にさらすとなおよい。

　キャラブキをつくる葉の柄も、この成分がふんだんに含まれる。祖先はそれを知ってか、1〜2日は水にさらしてから調理にかかる。この心の余裕と自然への畏敬こそ、後世に引き継いでゆきたいものである。

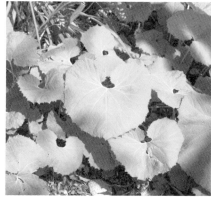

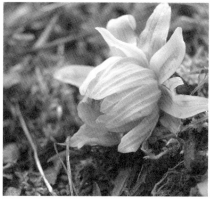

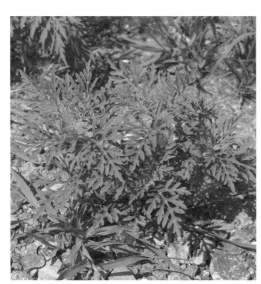

キク科ブタクサ属

ブタクサ

Ambrosia artemisiifolia

性質
1年生

収穫
全草 ／ 5〜9月（薬用）
未熟の実 ／ 8〜10月（食用）

漢方薬・民間薬の一例
膀胱結石の改善、利尿、リウマチの痛みの緩和、生理不順の改善 など

食用
未熟な実を摘み塩茹でして水にさらし和え物などで

恐る恐るソソられる好奇心

　花粉アレルギーの元凶として、恐怖の対象とされる北アメリカ原産の帰化植物。よほどこまめに駆除されたせいか、宅地のまわりなどで見かける機会がだいぶ減った。近い将来、道ばたで出逢ったそれがブタクサであることがわからぬ人が増えるかもしれない。

　道ばた、荒れ地、とりわけ河川敷ではいまも大いに繁茂する。全草が民間薬に使われてきたという事実は、いささか驚きをもって迎えられるかもしれない。北アメリカでは全草のハーブティーが解熱、悪心の改善、腹痛の緩和などに用いられてきたようだ。そして若い実を食用とするのも日米で共通する。とても興味深い風味のほどは「春菊に似る」と文献にある。驚いたことに、春菊より食べやすかった。

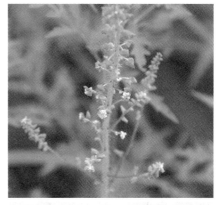

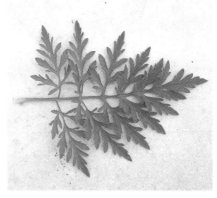

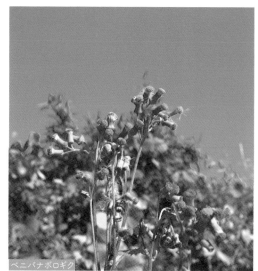

ベニバナボロギク

キク科ベニバナボロギク属ほか

ベニバナボロギクほか

性質

1年生

収種

地上部 ／ 6〜10月（薬用）

茎葉 ／ 6〜10月（食用）

漢方薬・民間薬の一例

解熱、利尿、腸炎の改善、消化不良の改善
など

食用

柔らかな茎先、茎葉を塩茹でしてから和え物、
炒め物に

🌿 これも薬草という驚き

大都市から静謐な山間部まで、いたると
ころに出現する大型の道くさである。ギザ
ギザした大きな葉をべろんと垂れ下げ、大
人の身の丈ほどまでそそり立ち、華やぎの
欠片もないキセルのような花をぽこぽこと
飾り立てる。

キセル（花）の先端が赤茶色のものはベ
ニバナボロギクで、白っぽいのがダンドボ
ロギク。見慣れると、結構可愛らしい。

ベニバナボロギクは薬草として扱われ、
民間ではカゼをひいたときの解熱、利尿、
あるいは消化不良の解消で活躍してきた。

ダンドボロギクは、日本では一般に薬用
とされることがない。原産地の北米ではむ
かしから止血薬、皮膚疾患の改善、下痢
止め、血液の浄化などにハーブティーとし
て使われてきた。

🌿 放浪する開拓者

この2種は、放浪癖のある開拓民である。

山火事のあと、あるいは建造物が取り
壊された跡地など、まっさらな土地が発生
するや、真っ先に飛び込んできて、緑化運
動に勤しむ。しばし「我が世の春」を謳歌
し、そこらじゅうに林立したかと思えば、音
もなく忽然と消える。

見た目が不愛想で、大柄に育つため、
いかがわしい雑草と思われがちだが、大地
の健康快復に偉大な貢献を果たしている。
また、わたしたちの好奇心にも寄与するわ
けで、柔らかな茎葉、茎先などは、塩茹
でして、しっかり水にさらせば、春菊のよう
な味わいを愉しめる。

成長するにつれて、風味のクセが強まっ
てくる。開花期の茎葉を利用する場合は、
塩茹でや水にさらす時間を長めにすること
で、ずっと食べやすくなる。

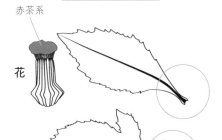

ベニバナボロギク

赤茶系

花

ダンドボロギク

クリーム色系

花

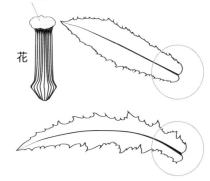

葉はぽっちゃりと幅が広く
葉のつけ根に「短い柄」がある

葉は細長く、葉のつけ根に
柄は「ない」

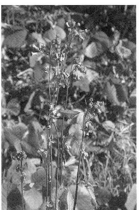

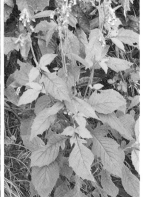

ベニバナボロギク (ベニバナボロギク属)
Crassocephalum crepidioides

　熱帯アフリカ原産の1年生。本州〜琉球の道ばた、草地、開発地に広がっている。開花前の成長期に収穫すると簡単な下ごしらえで美味しく食べることができるため、愉しむ人が増えてきた。開花期でも、柔らかな部分を選んで収穫すると、幸運な人は美味しく召し上がることができる。和え物、炒め物には春菊と同じような調理法がよくあう。

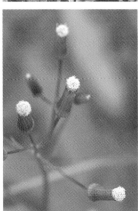

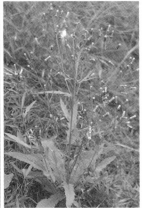

ダンドボロギク (タケダグサ属)
Erechtites hieraciifolius

　北アメリカ原産の1年生。全国の道ばた、荒れ地などに広がるが、丘陵や山間地に多く見られる傾向がある。
　北米の先住民たちは、むかしから食用・薬用で利用してきたようだが、カナダの研究者によると、その使い方が地域や時代によって大きく変化しているという(S.J.Darbyshireほか、2015年)。茎葉のハーブティーの香りは「一般受けすると思われる」とあるが、果たしてみなさんのお好みにあうかどうか……。

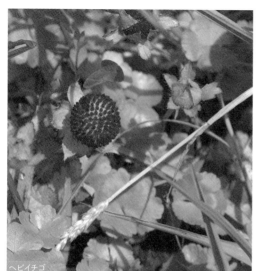

ヘビイチゴ

バラ科キジムシロ属

ヘビイチゴの仲間

性質
常緑多年生

収穫
全草 ／ 4〜8月（薬用）

漢方薬・民間薬の一例
＜ヘビイチゴ＞
解熱、咳止め、生理不順 など

食用

ヘビイチゴは美味しいか?

「ヘビイチゴは毒なんですよね?」という質問をよく受ける。そもそもこの仲間はよく似たものが多く、あまりにもややこしいので精神衛生面では有害といえるが、結実を食べても中毒することはない。

身近にある、やや湿った草地や田んぼなどに好んで住みつき、甘いレモンイエローの花を咲かせ、深紅の丸い実をつける。

このヘビイチゴの実は、味がなく、食感がぶかぶかして不愉快千万である。ところがどうだろう、去年、あるご婦人から山で採ったヘビイチゴの実を勧められたことがある。いらないと首を振ったが、「まあいいから試してみて」と。みずみずしく、ほのかに甘味もあって、まるで別物。美味しい。

ヒトと自然界にはいつも驚かされっぱなし。

ヘビイチゴと名がつく種族はたくさんあって、美味な野生種もある。気になる方は図鑑などでシロバナヘビイチゴ、エゾヘビイチゴを探してみたい。これらは市販のイチゴたちと同じ種族で、イチゴはミニサイズだけれども香気と味わいは最高。山地や寒冷地に住む。

平野部の身近で見られるものはおもに右図でご案内する種族で、食用には向かない。しかし薬用植物として活躍し、中国では立派な漢方薬原料として利用されている。

日本ではヘビイチゴ、ヤブヘビイチゴの両者を〝蛇苺（ジャバイ）〟と呼び、全草を乾燥させてから濃厚な薬湯として服用する。上記適応症のほか、中国では各種がんの治療に用いられるという、ちょっと意外な活躍ぶりも知られている。

ヘビイチゴ	ヤブヘビイチゴ	オヘビイチゴ
	花びらが小さい	花びらが大きい
裏側から見ても花びらが見える	裏から見ると花びらが見えない	裏側から見ても花びらが見える
イチゴに光沢はない	イチゴに光沢あり	イチゴにならない

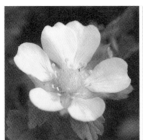

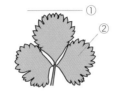

① 小葉の先端は寸詰まり
② 葉の色は明るい黄緑系

ヘビイチゴ
Potentilla hebiichigo

　全国の道ばたや草地に多い常緑多年生。葉の色は〝明るい黄緑色〟で、道ばたの世界に目が慣れると、花や実がなくとも葉の色味で察しがつくようになる（※詳しく確定する場合は花と完熟した結実が必要となる）。

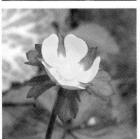

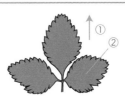

① 小葉の先端は長めに伸びる
② 葉の色は濃い黄緑系

ヤブヘビイチゴ
Potentilla indica

　全国の道ばたや草地に育つ常緑多年生。葉の色は〝濃い緑色〟になる。ヘビイチゴとヤブヘビイチゴのどちらが多いかは環境や地域によって違うが、たいていは大差ないほど共存して暮らしている。薬草として細菌性の下痢、熱病の治療で活躍。

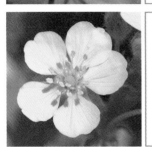

茎の中間から下部の葉は
小葉の数が「5枚」

オヘビイチゴ
Potentilla anemonifolia

　本州～九州の湿った草地に多い常緑多年生。全草が解毒、咳止め、虫刺されの薬用にされる。見た目は上記2種とそっくりだが、上記解説図のとおり違う点が多い。花つきがすこぶるよく、とても愛らしいので園芸用にもなる。

73

ポピーの仲間

性質

1～多年生

収穫

茎・果実 ／ 5～6月（薬用）

漢方薬・民間薬の一例

鎮静、鎮痛、催眠作用 など

有毒種

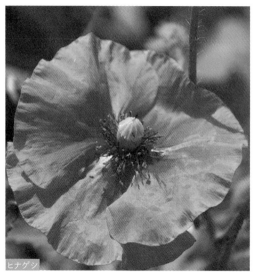

ヒナゲシ

🌿 引いてはイケない〝当たり〟がある

　一般に「ポピー」と呼ばれている植物は、多くの種族・品種がゴチャゴチャに混ざっている。なにしろ分類学の専門家も思わず眼を覆うほど複雑怪奇。利用に関する危険性もまちまち。

　この仲間では〝麻薬ゲシ〟がもっとも有名。薬効はズバ抜けるが、副作用も破滅的。一般にアルカロイド類と呼ばれる成分は、その実態が極めて難解。麻薬ゲシの場合は、複数のアルカロイドやほかの成分が競合することで、見事な鎮痛効果と、あからさまな中毒症状を引き起こし、脳内から身体までくまなく引っかきまわしてくれる。

　ケシの仲間は、お互いの雑種を簡単に作りだす性質がある。つまり身近なポピーも、安易に利用すべきではない。とりわけ輸入された改良種は危険性が高い。

🌿 誘惑に負けない

　ネット世界では、ポピーたちの薬効についての話題が花盛りであるが、実際には正確な分類もされず、安全性も不明確。そんな危険な情報が悪性の炎症がごとく広がっている。

　たとえばヒナゲシやオリエンタルポピーは、庭先で簡単に育てられるお馴染みのポピー。栽培はもちろん合法で愉しいものだが、海外の品種や、それらと自然交雑したもののなかには、強烈なアルカロイドを生産するものが出現する。

　ポピーたちは自由な恋愛を謳歌し、多彩な性質をもった子どもたちを世に送りだす。見た目でどれが有毒アルカロイドを生産しているのか、区別する方法がない。

　この仲間の利用は絶対に避けるべきである。

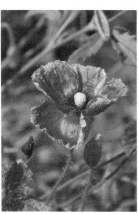
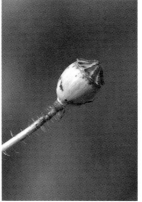

ヒナゲシ
Papaver rhoeas

　ヨーロッパ原産の1〜越年生。別名はグビジンソウ。目を奪うような鮮やかなビタミンカラーの花が魅力で、広く栽培される。春になると、各地の休耕田や公園でヒナゲシ畑が出現し、多くの人を愉しませている。

　栽培は容易で、こぼれダネでよく殖えるので、ときに逃げだして野生化する。たくさんの改良品種があり、たまに有害アルカロイドを生産する個体が見つかる。あくまで「観賞用」として愛したい。

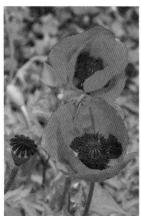
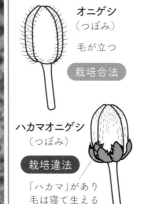

オニゲシ
（つぼみ）

毛が立つ

栽培合法

ハカマオニゲシ
（つぼみ）

栽培違法

「ハカマ」があり
毛は寝て生える

オニゲシ（オリエンタルポピー）
Papaver orientale

　地中海沿岸〜西アジアに自生する多年生。各種アルカロイド類を生産するが、微量なため栽培できる。薬用にも使われるが、副作用が強烈で、専門家の指導が不可欠。

　オニゲシとそっくりなものにハカマオニゲシがあり、こちらは麻薬取締法で栽培が禁じられる。

　オニゲシはつぼみの毛が立つ。

　ハカマはつぼみの下に萼片があり、つぼみの毛は寝て生える。

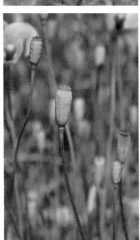
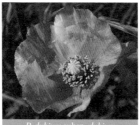

P. dubium subsp. dubium

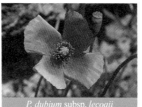

P. dubium subsp. lecoqii

ナガミヒナゲシ
Papaver dubium subsp. *dubium*

　ヨーロッパ原産の1〜越年生。いまでは全国の道ばたに広がっている。花がコンパクトで、色は優しいブラッド・オレンジ系。見た目が愛らしいので愛育する人もあるが、殖え方と広がり方が尋常でなく、もっぱら嫌われている。結実が縦長に伸びるのも特徴。原産地周辺では利用されることもあるが、たまに有害アルカロイドを多産する種族が見つかるため危険。日本には2種のナガミヒナゲシが帰化し、花びらの重なり具合と乳液の色で区別。
※右写真（上）の乳液は「白」。（下）の乳液は「黄色」

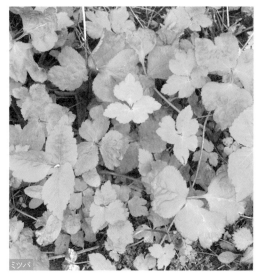

ミツバ

ミツバの仲間

性質

多年生

収穫

全草 ／ 5〜11月（薬用）

全草 ／ 4〜6月（食用）

漢方薬・民間薬の一例

解毒、消炎、できものの改善、帯状疱疹の症状緩和、肺病の症状緩和 など

食用

葉をお浸し、和え物、薬味で。柔らかくて香りがよい葉を選んで採る

🌿 美味しいだけではありません

　香味野菜としてお馴染みのミツバ。

　〝野菜〟たちは〝薬草〟としての実力を備えるものが多く、その〝薬効〟も驚くような素晴らしいものが並ぶ。ミツバの場合も、食べて美味しい〝季節の解毒薬〟とされてきた。

　身体に生じる炎症をよく鎮める作用が知られてきた。たとえば傷口やできものには、生の葉をよく揉んで患部に塗布する。体内の炎症を鎮めるには、煮出した薬湯を飲用する。薬湯が難しい場合は、シンプルな調理で1日3回、食事に添えて摂取するとよい。炎症の原因が、異物や老廃物による場合は、排出を促すことで早期の快復を助けてくれることがある（解毒作用）。

　さて、よくご存じのミツバも、野外で美味しいものを収穫するには少々コツがいる。

🌿 ご機嫌によく殖える

　野生のミツバは、その香味がケタ違いに素晴らしい。これを愉しむには、第一に、なんとなく似ている3枚葉の植物と見分け、最後にウマノミツバと区別することがポイントになる。意外と多くの人がミツバではない「なにか」を収穫して「ちっとも美味しくないわ」と嘆いている。

　第二に、ミツバであると絞り込んだら、葉を一枚取り、指先でゴミを落とすように撫でてから試食する。いくら香りが素晴らしくても、食感が硬く、筋っぽいと、調理しても美味しくならぬ。野生種はその傾向がとても強い。試食をして、食感が柔らかなものだけを贅沢に選んでみたい。

　陽が当たる場所のミツバは風味が弱く、食感も硬めになるため、湿った日陰のものを見つけるとよい。栽培は簡単で、こぼれダネでよく殖える。新芽が美味しい。

ミツバ

ウマノミツバ

葉の形は変化が多いが
目立つ切れ込みが入る

模式図

模式図

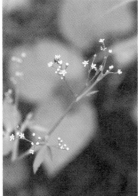

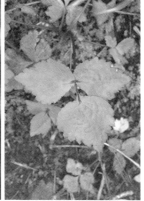

ミツバ
Cryptotaenia japonica

　全国の道ばた、林縁、田んぼのまわりなどに自生する多年生。陽当たりのよい場所にも生えるが、香味や食感は日陰のものが優れている。根っこごと持ち帰れば鉢植えなどでも簡単に栽培できる。地面に植えればこぼれダネで殖えてくれ、春の美味しい新芽を天ぷら、お浸し、椀物の具などで堪能できる。栽培した人だけの特権である。栽培品は香味が弱まるが、食感は柔らかく食べやすい。

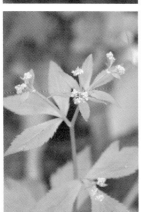

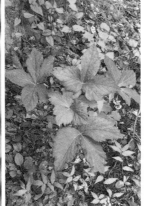

ウマノミツバ（ウマノミツバ属）
Sanicula chinensis

　全国の湿った道ばたなどに自生する多年生。雑木林や林道の道ばたなどに多い。食べても美味しくないので「ウマ」がつけられたもので、強い毒性はなく、もし間違えて食べても心配ない。
　ウマノミツバは、花の時期、結実の時期なら簡単に見分けることができる。悩ましいのは葉の季節で、葉の形を気分次第で変えてしまう。ちょっとでも悩んだら採らない。確かめる場合は、葉をちぎり、強いミツバの香りがあればミツバ。

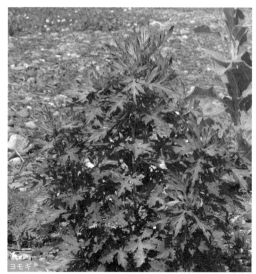
ヨモギ

ヨモギの仲間

性質

多年生

収穫

地上部 ／ 5〜7月（薬用）

3〜4月（食用）

漢方薬・民間薬の一例

〈ヨモギ（カズザキヨモギ）〉

鎮痛、止血、下痢止め、腹痛・腰痛の緩和、
腫れ物の治療 など

食用

春から晩春の柔らかな葉は草餅、天ぷら、お浸
しなどで

調理例（P.165）

悩ましい妙薬

　ヨモギを知らない人は珍しく、そしてヨ
モギを「よく知る」人も珍しい。

　春の〝山菜〟に、柔らかな葉を採取して
草餅で愉しまれるほか、天ぷらにすると美
味。軽く塩茹でしてお浸しやゴマ和えも素
晴らしい。

　〝薬草〟としての旬は初夏になる。薬湯
や入浴剤として、鎮痛、消炎、止血など、
日常の困りごとや不快感を除いてくれる名
薬。いまも各地で重宝され、品種によって
は大規模栽培されている。

　近年、海外から持ち込まれた外来のヨ
モギが野生化し、身近なヨモギの見分け
方が非常に難しくなった。もとより日本のヨ
モギたちも環境や成長具合で葉の形をコ
ロコロと変えるので、調べるほどに悩みが
深まる。

目的に応じて〝旬〟が変わる

　日本のヨモギは、お馴染みのヨモギのほ
か、地域ごとに個性的な顔ぶれが住んでい
る。その種数、なんと30〜40種におよぶ。

　さまざまな伝統食や薬膳料理で活用さ
れており、利用の方法や収穫期など、地
域ごとに特色があって一概にはいえない。

　独特な風味と作用も、採取する季節や
部位によって違いがある。早春に摘まれた
ものは、風味や芳香は芳醇で柔らか。初
夏のものは香味（刺激）がとても強くなり、
好き嫌いがいっそう分かれるようになるが、
薬用としての旬が初夏で、お茶や入浴剤
として愛用される。

　漢方や民間薬利用でも、種族によって
用途や処方に微妙な違いがあるのでおもし
ろい。

　ここでは出逢う機会が多いであろう3種
類をご案内してみたい。

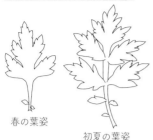

ヨモギ（カズザキヨモギ）

春の葉姿　　初夏の葉姿

※ヨモギ（カズザキヨモギ）の葉姿は
このほかにも多彩な形をとる。厳密
に見分けるには開花期に根から採取
して専門図鑑を参照するとよい

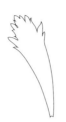

オトコヨモギ

葉が「さじ形」になること
が多い。形がシンプル
で覚えやすいがこれも
多型をとる

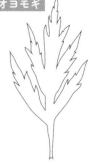

オオヨモギ

葉の切れ込み方がヨモ
ギと違う。花が丸っこい

spring

春の薬草

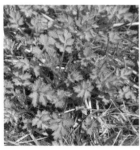
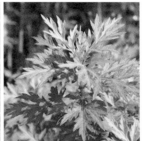

ヨモギ（カズザキヨモギ）
Artemisia indica **var. *maximowiczii***

本州～九州の道ばたに育つ多年生。
腹痛（急性胃腸炎など）による嘔吐・
下痢を緩和する目的で薬湯にされる。
出血や炎症を抑える作用が高いため外
傷・膀胱炎・痔の治療にも。漢方薬名
〝艾葉（ガイヨウ）〟。

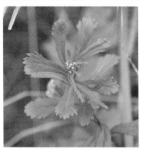
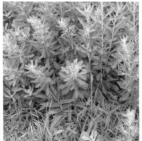

オトコヨモギ
Artemisia japonica subsp. *japonica* var. *japonica*

全国の草地に育つ多年生。しつこい
咳、口内炎などの炎症を緩和するほか、
黄疸、肝炎、マラリアの症状改善といっ
た特異な作用が期待される。湿疹、かぶ
れにもよいとされ、入浴剤としても利用さ
れる。

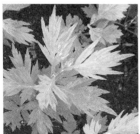
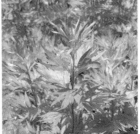

オオヨモギ
Artemisia montana

近畿以北の山地に育つ多年生。漢
方薬〝ガイヨウ〟にはオオヨモギも使わ
れる。作用はカズザキヨモギと同様で、
鎮痛、止血、消炎であるが、独特な作
用として「貧血の改善」に処方されるこ
とが知られる。

イネ イネ科イネ属

Oryza sativa

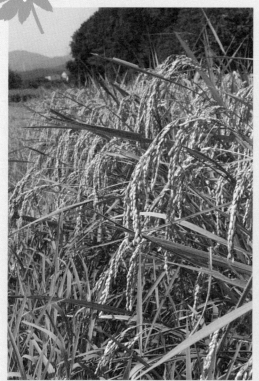

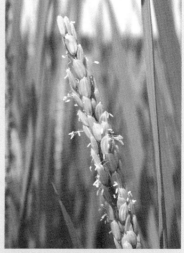

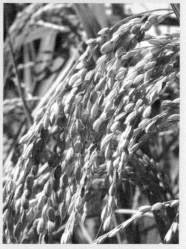

生薬名

〝粳米（コウベイ）〟

滋養強壮、食欲不振、健胃、腹痛の治療、
下痢の治療など

　お米は漢方薬の世界では〝粳米（コウベイ）〟と呼ばれ、医薬品原料に指定される。

　胃の働きを調えることで、栄養の吸収を高め、身体の内側から体力・気力を持ち上げる働きがあるといわれる。食欲減退、疲労感、倦怠感、気だるさなどを取り除く目的で、漢方処方「麦門冬湯」、「白虎湯」、「白虎加人参湯」などに配合される。

　買い置きの白米を煎じて使ってもよい。病中・病後で食欲がないときには最適。

　食べるばかりでなく、炊く前のお米を薬用として利用する発想があると便利である。

夏の薬草

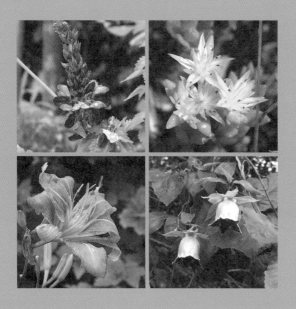

身体にこもった熱を払う薬草が
盛んに育つ季節。
解毒、外傷、皮膚のトラブルを癒す
薬草も豊富。

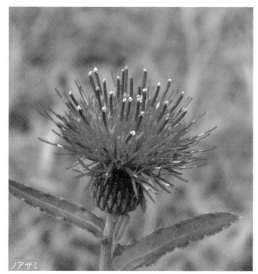

ノアザミ

キク科アザミ属

アザミの仲間

性質
多年生

収穫
茎葉・根 ／ 6〜8月（薬用）
茎葉 ／ 4〜10月（食用）
根 ／ 随時（食用）

漢方薬・民間薬の一例
強壮、解毒、健胃、消炎、利尿、火傷の治療、
虫刺され、胃痛や神経痛の緩和 など

食用
茎葉は天ぷら、炒め物など。根も漬け物、きんぴら
らに

それは美味しい偉大な薬草

その見た目があまりにも尊大で痛々しくあるけれど、伝統的な活用法を知るほどに、荘厳で神々しく見えてくるのだから不思議である。

民間薬としては、ちょっとした万能薬として重宝されてきた。シンプルな使い方として、葉や根を突き潰したものが傷薬、虫刺され、火傷の治療薬とされ、腫れ物や湿疹にもこれが使われた。

強壮、解毒、健胃、利尿には、丁寧に煎じた薬湯を内服する。それが難しい場合は、美味しく食べてしまう。茎葉は柔らかい部分を選んで採る。葉にある鋭いトゲは、ハサミなどで除いてから調理してもよい。香味が高く、天ぷら、炒め物にすると大変美味。根も香気が高く、軽く塩茹でしてから天ぷら、きんぴら、漬け物が最高。

地域ごとに美味しさが違うので

アザミは〝地域色〟が強い植物で、全国に150種類超の種族が住んでいる。花と葉の、色や形が独創的なバラエティーに富み、知るほどに魅了されてゆくが、見分けるとなれば職人芸が必要となる。なにしろ多くの専門図鑑や資料を駆使しても「よくわからん」というものが多発するのだ。調べるポイントも多く、熱心な研究者は何年も栽培してから見分けたりする。

そういうこともあり、右図では、広い地域で見ることができ、一般図鑑でもお馴染みの顔ぶれを整理しておきたい。いずれも食用・薬用にされてきた種族である。

このほか、各地には貴重で美味しいアザミが住む。「見分け方」に興味をもった方は、ネットで「国立科学博物館 日本のアザミ」と検索してみたい。写真を見るだけで胸が高鳴る。

ノアザミ	ノハラアザミ	アメリカオニアザミ

総苞（そうほう）

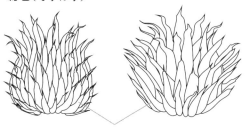
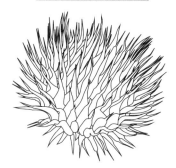

総苞片（そうほうへん）

指で触れるとネバネバする。
総苞片は密着するように重なりあう

ネバネバしない。
総苞片はゆるやかに開くように重なりあう

指で触れられぬほど
鋭いトゲまみれ

夏の薬草

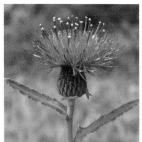
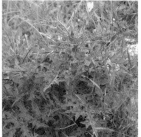

ノアザミ
Cirsium japonicum

　本州〜九州の道ばたや草地に育つ多年生。5月ごろから咲きはじめ、夏の終わりから秋にも咲く。総苞を触るとネバネバするのが特徴で、根元の葉を見ると開花期には枯れて失われている。広く薬用・食用として愛される種族。

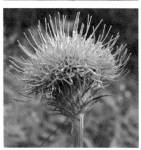
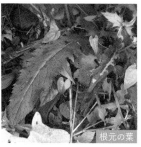

根元の葉

ノハラアザミ
Cirsium oligophyllum

　東北〜近畿の道ばたや草地に育つ多年生。8月ごろから咲きはじめ、初冬まで咲く。ノアザミとそっくりだが総苞を触ってもネバネバせず、開花期に根元の葉を見るとしっかり残っている。ノアザミと並び、広く食用・薬用として愛される。

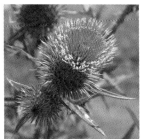
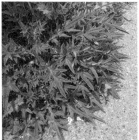

アメリカオニアザミ
Cirsium vulgare

　ヨーロッパ原産の1〜越年生。全国で爆発的に殖えている。開花は6〜10月。「取り扱い注意」の種族。大きな鋭いトゲを密生させ、皮手袋を着けても貫通して非常に痛い。除草は手で触れぬよう刈り込みばさみでカット、移動する。利用の詳細は不明。

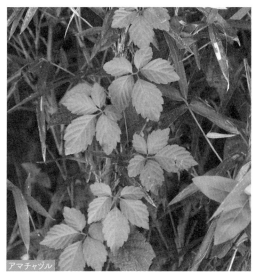

アマチャヅル

ウリ科アマチャヅル属

アマチャヅル

性質

つる性多年生

収穫

葉 ／ 6〜8月（薬用）
　　　5〜10月（食用）

漢方薬・民間薬の一例

花粉アレルギーの症状緩和、片頭痛・神経痛の緩和、胃潰瘍・十二指腸潰瘍・糖尿病・肝臓病・前立腺肥大などの改善や症状緩和

食用

葉を天ぷら、和え物などで

🌿 時代の時々で大フィーバー

　葉や茎を噛むと「甘味がある」のでその名がついた、といわれる。フィールドワークの道すがら、時々、みんなで食べてみる。

　「相変わらず、ちっとも甘くないですな」

　道ばたのヤブに育つ〝平凡なつる植物〟なのだが、薬効は燦然たる輝きを放つ。上記のラインアップだけでも、もはや神がかり的な効能といえる。このほか眼精疲労、水虫などにも使われるというのだから獅子奮迅の大活躍である。

　そればかりではない。この葉には「高級薬用朝鮮人参と同じ成分が何種類も含まれている」という研究が発表され、大ブームが起きた。その後、流行は尻すぼみになってゆくが、2000年以降、流行が復活。さまざまな眉つば製品が出回ることになる。

🌿 よく似た顔も、薬草です。

　その薬効は「極めて確実で高い」というわけではなく、応急処置的、あるいはよい薬がなかなか見つからないときにアマチャヅルに頼る、というのが正しい「お付き合い」であろう。

　食用にされることはあまりないが、天ぷらや和え物で美味しく愉しめるほか、生葉や乾燥葉でミックス・ハーブティーにすることもできる。

　アマチャヅルの葉は柔和で、花は繊細なガラス細工のように美しく、その見た目は愛嬌さえある。しかし見分けるとなると、見た目ほど甘くない。問題は、よく似た〝つる植物〟が身近にたくさんあること。

　アマチャヅルの出現率は少なめで、「よく似た違う顔」がたくさん生い茂っている。「よく似た顔」も、実は民間薬として活躍しているものばかり。間違えても害はない。

アマチャヅル　　　　　　ヤブカラシ　　　　　　カナムグラ

目立つ毛が
まばらに生える

葉はツルツル

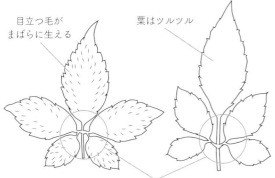

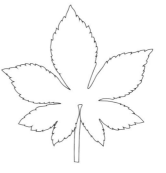

小葉それぞれが
「枝分かれ」している

「枝分かれ」しない。
葉を触るとゴワゴワする

summer

夏の薬草

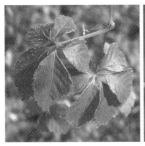
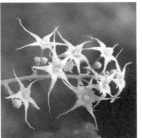

アマチャヅル
Gynostemma pentaphyllum

　全国のヤブに生えるつる性の多年
生。葉の表面に目立つウブ毛を生やし
ているのが大きな特徴。葉は薄く、柔ら
かく、しんなりしていることが多いので、
慣れると遠目からでもわかるように。柔ら
かな葉を天ぷら、和え物などで。

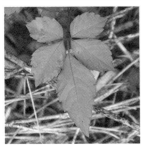
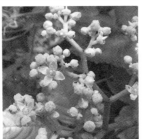

ヤブカラシ（ブドウ科ヤブカラシ属）
Cayratia japonica

　全国の庭先、畑地、ヤブに生えるつ
る性の多年生。駆除が難しい迷惑雑草
の代表格。夏に採った根は解毒、鎮
痛、利尿剤にされる。葉には強い辛味
とエグ味があるが、つる先の若葉は茹
でると食べやすい（調理例 P.175）。

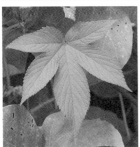
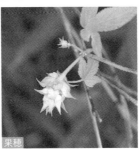

果穂

カナムグラ（アサ科カラハナソウ属）
Humulus japonicus

　北海道〜九州のヤブや道ばたに生え
るつる性の多年生。ビールの香りづけに使
われるホップと近縁種。夏に採取した全
草や秋に実る果穂は、乾燥させてお茶に
することでホップ類似の健胃、解熱、解
毒、利尿作用が期待される。葉やつる先
は天ぷら、和え物などに（調理例 P.175）。

85

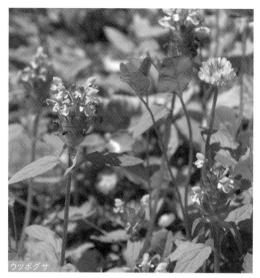
ウツボグサ

シソ科ウツボグサ属

ウツボグサの仲間

性質
多年生

収穫
花穂 ／ 8〜9月（薬用）

漢方薬・民間薬の一例
＜ウツボグサ＞
強い抗菌、利尿、消炎、腎臓炎・膀胱炎の改善、口内炎・扁桃炎の改善、腸管ぜん動の促進作用 など

食用
海外では西洋種の茎葉が食用にされる

🌿 枯れるまで、待つ

　ウツボグサという変わった名前は、花穂の姿が「矢を入れておく靭（うつぼ）」に見立てられた。

　薬草のなかで、花を利用するものはたくさんある。たいていは生命力に満ちた開花期に収穫して、しっかり乾燥させることが多い。しかしウツボグサの場合は、枯れはじめるのを待ってから収穫すると「最高である」と、誰かが気づいたらしい。常識にとらわれぬ、ものすごい発見であると思う。

　このウツボグサの作用も素敵で、とりわけ炎症を鎮め、有害物の排出を促す作用が強い。病気で弱った身体を内側からゆっくり整えてゆく力を与えてくれ、なおかつ副作用（悪心、頭痛、胃もたれ）なども滅多に起きない。使いやすい薬草のひとつ。

🌿 群れる姿が愛おしく

　採取できる場所はおもに丘陵や山地である。道ばたや草地に多く、ひとつ見つけたら周囲にたくさんいることがわかるだろう。気のあう仲間と群れて暮らすのをとても好み、そうした暮らしぶりの様子がまた微笑ましいもの。

　苗も市販され、手軽に入手できる。乾燥はちょっと苦手。半日陰で湿り気がある場所を選んであげると、それはぽこぽこと元気よく殖えてくれる。

　人里では、西洋ハーブの「セルフ・ヒール」をよく見る。和名をセイヨウウツボグサといい、西欧人はこの茎葉を食用として高く評価する。また人間のみならず家畜のケガや皮膚病にもこの薬草を愛用してきた。

　本当に効き、本当に美味しいかどうかは、自分で矢を放ってみて確かめるほかない。

ウツボグサ	セイヨウウツボグサ

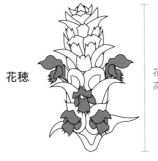
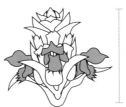

花穂

花穂が高く伸びる

花穂は寸詰まり

葉

葉の柄が長い

葉の柄はとても短い

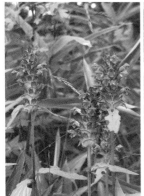
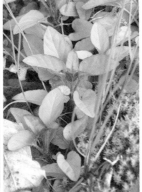

ウツボグサ
Prunella vulgaris subsp. *asiatica*

　北海道〜九州の丘陵・山地に自生する多年生。道ばたや草地で群落をこさえている。

　葉の姿はとても地味だが、花穂がひときわユニークなので、開花期の6〜9月にはとてもよく目立つ。褐色に枯れはじめた花穂を採取して、完全に乾くまで日干し乾燥させる。これで簡単なハーブティーを作って服用する。

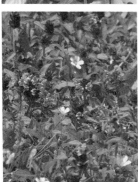
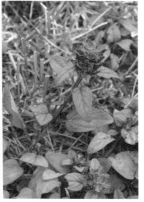

セイヨウウツボグサ
Prunella vulgaris subsp. *vulgaris*

　ユーラシア大陸や北アフリカなど広い地域に自生する多年生。

　若い茎葉は、よく洗ってから茹で野菜の要領でボイルしたり、シチューやスープの具にされてきた。

　薬用としては、日本のウツボグサと同じ適応症に用いられるが、とりわけ傷薬としての妙効、さらに皮膚炎や皮膚疾患の治療薬として高い評価を受けている。

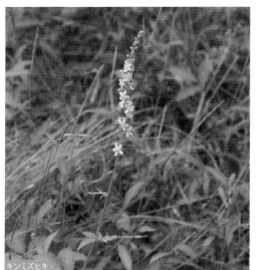
キンミズヒキ

バラ科キンミズヒキ属

キンミズヒキの仲間

性質

多年生

収穫

地上部 ／ 7〜10月（薬用）
葉 ／ 随時（食用）
花 ／ 7〜10月（食用）

漢方薬・民間薬の一例

＜キンミズヒキ＞
強壮、止血、下痢止め、消炎、口内炎の改善、
湿疹やかぶれの予防・改善 など

食用

葉は天ぷら、お浸し、炒め物。花はお茶や料理
の飾りに　調理例（P.176）

🌿 健やかな安らぎを友に

　園芸やハーブに親しい方はアグリモニーの名でご存じかもしれない。ハーブでアグリモニーと呼ばれるものは、和名でセイヨウキンミズヒキという。中世ヨーロッパ社会における評価は「不思議な効力をもつ霊薬」とされ、この花穂を枕の下に忍ばせて眠れば熟睡と素晴らしい夢の贈り物が約束されるという。

　西欧の歴史では、傷薬、カゼ薬、そして肝臓を保護する妙薬とされ、現代でもイギリスやフランスでは「身体を強くする」、「心を鎮め、癒す」ためにハーブティーとして愛飲されるそうである。

　セイヨウキンミズヒキ自身、生命力があふれてこぼれ落ちるほどで、ひとたび植えたらぽこぽこ殖える。レモングラスやミントとあわせたハーブティーは、確かに心が安らぐ。

🌿 願わくば悪夢からの解放を

　日本に自生するキンミズヒキも、やはり非常に素晴らしい薬草なのである。道ばたの草むらでわしゃわしゃと生えている、ごく普通に見かける野草で、誰ひとり見向きもしないけれど。

　簡単なハーブティーでも、強壮、下痢止め、消炎薬として期待され、口臭問題の解決にもひと役買う、といわれる。

　鍋で煮だしたものを浴槽に入れれば、湿疹、かぶれの予防・改善になり、体臭もいくらか抑制すると期待される。

　柔らかい葉は、よく洗ってから天ぷらで。あるいは軽く塩茹でして水にさらし、お浸し、和え物、炒め物で愉しむことができる。

　近年、キンミズヒキの仲間から、各種がん細胞を抑制する作用が明らかになってきた。がんの悪夢から解放される日を心待ちにしたい。

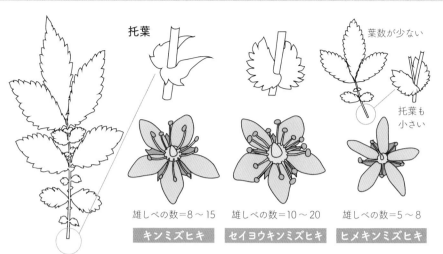

托葉

葉数が少ない

托葉も小さい

雄しべの数＝8〜15 　雄しべの数＝10〜20 　雄しべの数＝5〜8

キンミズヒキ　　セイヨウキンミズヒキ　　ヒメキンミズヒキ

夏の薬草

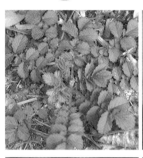 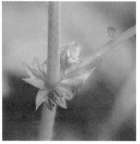

キンミズヒキ
Agrimonia pilosa var. *japonica*

　北海道〜九州の道ばた、草地に自生する多年生。ほそ長く伸ばした花穂に黄色い小花をちょんちょんと飾るのが特徴。ハーブティーや入浴剤にするには初夏の開花期に全草を採取して日干し乾燥させたほうがよいが、ナマでも可。

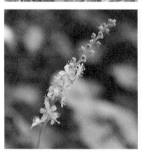 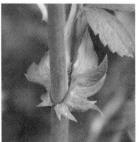

セイヨウキンミズヒキ
Agrimonia eupatoria

　ユーラシア原産で広く栽培される多年生。こぼれダネでよく殖え、野生化している。キンミズヒキとそっくりだが托葉の形に違いがある。野生化したものは日本の在来種と交雑し、見分けの難しい個体が多い。利用法が同じであることは幸いである。

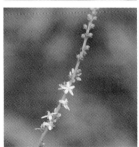 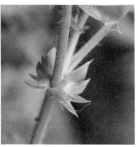

ヒメキンミズヒキ
Agrimonia nipponica

　北海道〜九州の道ばたに自生する多年生。日陰をやや好む。キンミズヒキをコンパクトにした雰囲気で、葉が小さく花数も少ない。雄しべの数で見分けることができ、見慣れると数えなくてもわかるようになる。利用はされない。

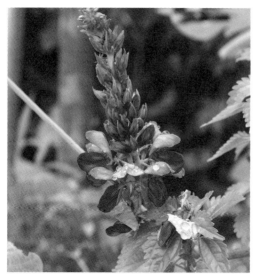

マメ科クズ属

クズ

Pueraria lobata subsp. *lobata*

性質

つる性多年生

収穫

花 ／ 7～9月（薬用・食用）
根 ／ 10～11月（薬用）
つる先 ／ 4～10月（食用）

漢方薬・民間薬の一例

解熱、発汗、鎮痙、全身のこりの緩和、
カゼの症状緩和 など

食用

若葉、つる先、花は天ぷら、和え物、炒め物などで
調理例（P.171）

🌿 〝ヤブの支配者〟の豊かな恵み

世界のすべてを覆い尽くすつもりであろうか。北海道～九州の荒れ地、鉄塔、空き家などあらゆるものを呑み込み、王者然と葉を広げる。

アメリカでは〝悪魔の植物〟と呼ばれる。有用植物として日本から輸入したものの、風景を一変させるほど繁茂して、困ってしまった。

さて、漢方の葛根湯に使われるのはクズの根である。これ、普通の根っこではなく、貯蔵根と呼ばれる「まるまると太った部分」から良質の原料を採る。根の収穫は晩秋だが、甘い芳香に満ち、夏に咲く花も民間薬にされる。これを煎じたものは、めまい、悪寒の治療薬とされてきた。身体にあえば重宝する。

花穂の天ぷらは有名だが、柔らかなつる先と若葉も、春から秋まで収穫できる。

天ぷら、軽く塩茹でして和え物、炒め物によくあう。

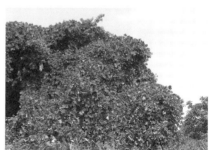

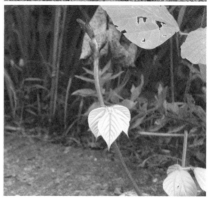

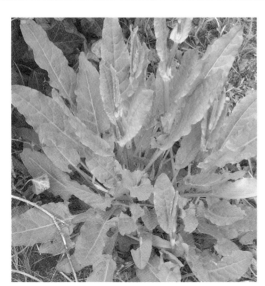

スイバ

Rumex acetosa

性質

多年生（雌雄異株）

収穫

全草（根を含む）／ 6〜10月（薬用）
葉 ／ 適時（食用）

漢方薬・民間薬の一例

［根］皮膚病の改善、腫れ物の治療などの外用薬
［花］カゼの予防、健胃など

食用

柔らかな茎葉が食用になる（利用は少量に留めたい）
調理例（P.177）

ちょっと加えてちょうど美味しい

　本州〜沖縄の道ばた、畑地に自生する中型植物。ギシギシの仲間（P.132）とそっくりでよく間違えられるが、「葉のつけ根」を見ればすぐにわかる。使い勝手はスイバのほうが優れている。

　本種もシュウ酸（P.31参照）を多く含むので多食は避けたいが、スイバの場合、酸味と葉の風味のバランスがとてもよい感じで、サラダに少量加えれば、味の広がりがぐんと増す。

　よく洗い、軽く塩茹でして水にさらせばシュウ酸を減らすことができる。ここから料理に取りかかるのが最善となる。

　果てしなく地味な花は、食用にならぬが、煎じたものは胃腸を調え、カゼの予防、美肌によいとされる。一方、根は刺激性が強いため、使用は避け、ほかの薬草を使いたい。

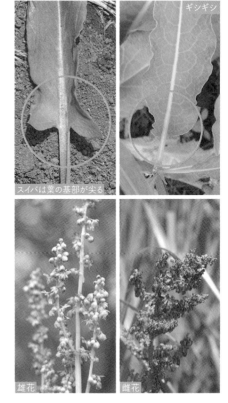

ギシギシ

スイバは葉の基部が尖る

雄花

雌花

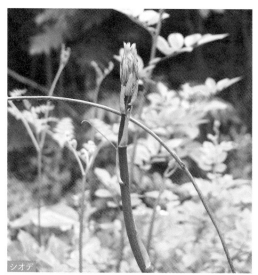
シオデ

サルトリイバラ科サルトリイバラ属

シオデの仲間

性質
多年生

収穫
根 ／ 6〜8月（薬用）
茎先 ／ 4〜6月（食用）

漢方薬・民間薬の一例
関節痛、腰痛、筋肉痛、血行促進、鎮痛、
無月経の改善 など

食用
春から初夏の茎先をボイル。アスパラガスのように美味

🌿 その味わいがエレガント

シオデ、タチシオデは、身近で育つ道草ながら、その風味は極めてエレガント。軽く茹でるだけで、食感から風味まで「美味しいアスパラガス」のそれ。マヨネーズをちょいと乗せて幸福感に浸るのが王道であるが、スープの具、ベーコンの炒め物、卵料理にあわせても美味しく、食べる愉しみに華やぎを添える。

やや薄暗い雑木林の道ばたで見かけることが多く、幸運な人は群落を見つけるだろう。茎の先端から10cmほどを採取し、よく洗ってから軽く茹でるが、このとき塩は入れなくてもよい。それくらいクセがなくて食べやすい。

有名な〝山菜〟であるが、この味わいを知る人は少ないので、収穫できる機会は多い。出逢えたらその場所を覚えておく。

🌿 薬草としての横顔もグレイトフル

薬用としては、その作用がおもしろい。血の巡りをよくして、四肢の痛みを和らげるという特性が知られる。

春というのは、暮らしや仕事に変化が多く、なんとなく緊張を強いられ、心と身体がこわばり続ける。

本種の根を煎じたものは、身体を内側から優しくゆるめ、緊張や無理な姿勢による辛い痛みを和らげるとされてきた。自然の世界は、必要な時期に、大切なものを与えてくれる。

この仲間には、もうひとつ、重要な薬草が含まれる。サルトリイバラである。冬の赤い結実は正月飾りによく使われるが、この根は〝バッカツ〟という漢方薬にされ、解毒作用が高い。若葉は柏餅用の葉、お浸しにされる。

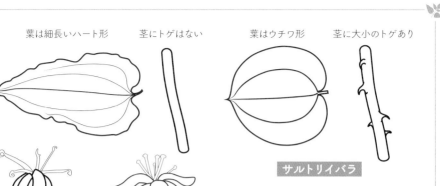

葉は細長いハート形　　茎にトゲはない　　　葉はウチワ形　　　茎に大小のトゲあり

サルトリイバラ

花

シオデ　　　　　タチシオデ

夏の薬草

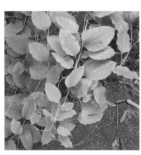

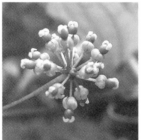

シオデ
Smilax riparia

　北海道〜九州の雑木林や山道など
に生えるつる性多年生。若いうちから全
草がしなだれ、あるいは地面を這いまわ
る習性が強い。タチシオデとそっくりだ
が、葉の裏面に「光沢がある」、花びら
が「著しく反り返る」のが特徴。

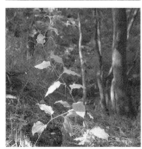

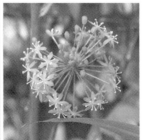

タチシオデ
Smilax nipponica

　本州〜九州のシオデと同じ環境を好
む多年生。全草はピンと立ち上がり、や
がて上部がしなだれる。葉の裏面は
「白っぽくて光沢がない」、花びらは「平
らに開くかやや反り返る」。利用法や作
用はシオデとほぼ同様。

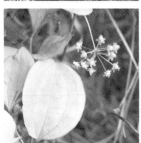

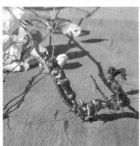

サルトリイバラ
Smilax china var. *china*

　北海道〜九州のヤブや道ばたに生
えるつる性低木〜草本。「茎に小さなト
ゲ」があるのがシオデ類との大きな違
い。花の姿も違う。根は漢方薬原料とさ
れ、解毒、浄血、消炎、解熱、むくみ、
にきびなどに使われてきた。柔らかい葉
はクセがなくて食べやすい。

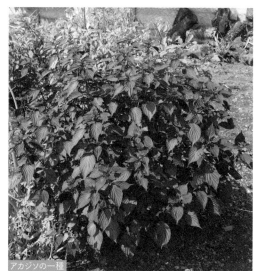

アカジソの一種

シソ科シソ属

シソの仲間

性質
1年生

収穫
葉 ／ 6〜9月（薬用）
種子 ／ 10月（薬用）
葉・花穂 ／ 5〜9月（食用）

漢方薬・民間薬の一例
鎮痛、解熱、咳止め、殺菌、気管支炎の改善、利尿、食欲増進、貧血の改善、魚肉中毒の予防・治療 など

食用
葉、種子ともに食用とされる
調理例（P.172）

🌿 飛び散るカゼ薬

お店でお刺身を頼むと、ぷりっとしたお刺身たちがシソの葉の座布団に寝そべっている。お皿の片隅にはシソの花穂も添えられて。

シソはその香気で食欲をソソる。殺菌・防腐作用がとても強く、さらに生魚による急性食中毒を防ぐことが経験的に知られてきた。日本は古代からこの大変理にかなった作法が続いている稀有な国である。

縄文時代にはすでに栽培がはじまり、平安時代には薬用としても活躍する。その活用の場がとても広い。

カゼをひいたときも、つらい症状の多くを緩和したり、大切な食物を漬け物などで保存するときも、シソの殺菌・防腐作用が威力を発揮している。夏場にはシソジュースにて夏バテを乗り切る人が多いもの。

シソは畑で栽培されることが多いのだけれど、たいそう元気な生き物なので、逃げだすものが続出する。いまでは荒れ地、河川敷、山道などで野生化したシソとよく出逢う。

シソの恋愛哲学は徹底しており、相手を選り好みせず、気軽に受粉・結実する。

つまり「香りが高いシソ」を育てても、そこからできたタネを撒いても同じように香るとは限らない。どこの馬の骨ともわからぬ花粉で結実したものが混ざり、そうした子は香りも少なく、美味しくもなかったりする。

シソにはたくさんの品種や呼び名があって、野生のシソがどれに当てはまるかは断定できない。見た目で「だいたいの見当」をつけるのが精一杯。野辺で香りが高めのシソを狙うなら、半日陰や湿った場所に住むものがよい。

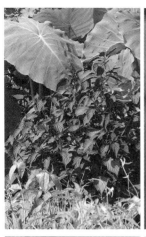
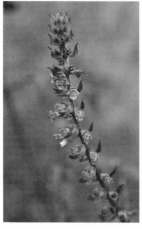

アカジソの一種
Perilla frutescens var. *crispa*

　狭義のシソといえばアカジソを指すことになっている（※学名表記については本書ではすべて同一種内として扱う）。葉の表面が平らで、葉色が赤紫になるタイプ。色彩が鮮やかで料理によくあい、飲料や雑貨の色づけにもなるので好んで栽培される。

　シソ類は、カンカンに日が当たる場所では茎葉が硬くなり、香りが飛びやすい。半日陰や湿り気のある場所であると香気が高く食感も柔和になりやすい。最近の栽培種では日向でも香味が飛ばないものもある。

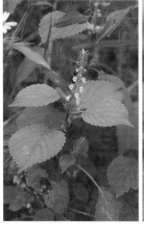
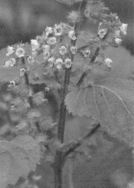

アオジソの一種
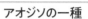
Perilla frutescens var. *crispa*

　全体の形がアカジソによく似て、色が緑色になるタイプ。食用・薬用についての用法や作用はアカジソと変わらない。お刺身やお寿司の巻物にはアオジソの葉が使われることが多いなど、日本人は伝統美に沿って細やかに使い分けるところも粋である。

　シソ類は海外のシェフたちも愛用するようになったが、日本産のシソはケタ違いに香りが高く美味しいという。

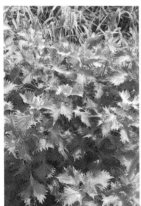
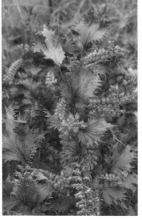

チリメンジソの一種
Perilla frutescens var. *crispa*

　葉の縁のギザギザが粗くて大きく、葉の表面がチリメン状にでこぼこするタイプ。これも赤紫のタイプと緑のタイプなどがある。

　薬用として、その作用は上記2種とほぼ同じであるが、胃腸炎やインフルエンザの症状改善に妙効があるという特徴をもつ。さまざまな料理によくあうが、江戸時代後期の文献には「梅漬け」で利用すると残される。

夏の薬草

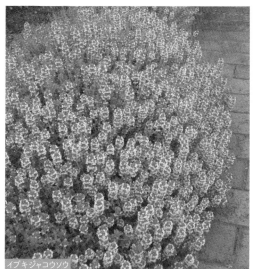

イブキジャコウソウ

シソ科イブキジャコウソウ属

ジャコウソウの仲間

性質

小低木

収穫

地上部 ／ 随時（薬用・食用）

漢方薬・民間薬の一例

〈イブキジャコウソウ〉

強壮、発汗、収斂、利尿、咳止め、去痰、抗菌、頭痛の緩和 など

食用

茎葉はスパイスとして肉料理に。ハーブティーでもお馴染み

🌿 フレーバーも多彩

ハーブの世界では「タイム」の名でよく知られている仲間。タイムといえば西洋ハーブと思われがちだが、日本の山野にも古くから同じ仲間が住んでいる。

茎葉にムスク（麝香）のような高い香気が満ちるので、ついた和名がジャコウソウ。西洋のタイムはスパイスやソースとして料理や飲料に愛用され、日本産のジャコウソウも同じように使えるのだけれど、もっぱらお茶や入浴剤にされることが多い。

園芸用に無数の改良が続き、香りやフレーバーのバラエティーは豊富になった。その一方で、業者でも見た目で見分けるのが困難になり、とりわけ輸入品と国産品が入り乱れて植えられる人里では、見分けるのは至難の業となった。

🌿 相性があえば暮らしのスパイスに

ジャコウソウには大きな注意点がある。「相性」が悪いとどうにもならないのだ。

健康な人でも、ハーブティーを飲んだ途端、ひどく気持ちが悪くなったり、頭痛に襲われることがしばしばある。ジャコウソウには頭痛の緩和作用があるはずなのに、である。

たいがいの薬草類を受けつけるわたしも、タイムのハーブティーはもちろん、最高級のタイムのハチミツですら気分が悪くなる。一方で、肉料理に添えられる、加熱されたタイムは美味しく食べることができるのだから、相性というやつはなんとも不思議で、時に厄介である。

タイム類を苦手とする人が少なくないことから、はじめて使う場合は、分量を少なめ（お茶なら薄め）にして「相性を探る」とよい。

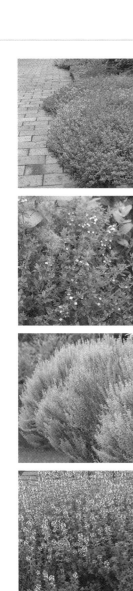

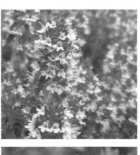

イブキジャコウソウ
Thymus quinquecostatus

　北海道～九州の山地に自生する。香りは西洋種よりも優しい感じ。茎葉が強壮、発汗、咳止め、利尿、頭痛の緩和などに用いられる。薬草茶や入浴剤として人気があり、苗も市販されている。

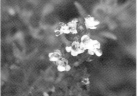

タチジャコウソウ
Thymus vulgaris

　地中海沿岸地域原産。一般にコモン・タイムの名で流通し、料理のスパイスとしても有名。薬用として、気管支炎の改善、咳止め、虫下しなどにも使われる。香気が高い。

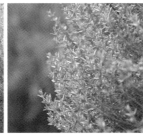

オレンジバルサムタイム
Thymus fragrantissimus

　オレンジの強い香気をもつ品種。柑橘系の香りに大人びたバルサムの芳香がミックスする逸品。料理用ソースの隠し味、飲料の香味づけ、ハーブティーで活躍。

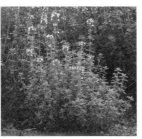

レモンタイム
Thymus × citriodorus

　レモンの爽やかな香気をもつ品種。タイム独特の香気が苦手な人でもレモン風味が交ざるだけでぐっと親しみやすく感じる品種。料理や飲料の風味づけなどで活躍する。

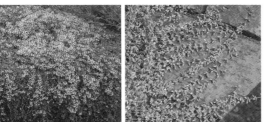

キャラウェイタイム
Thymus herba-barona

　コルシカ島周辺原産。その香気は甘さの中に高貴さをもあわせもつ逸品。マット状に美しく広がる姿が庭師を魅了する。スパイスやお茶として愉しまれている。

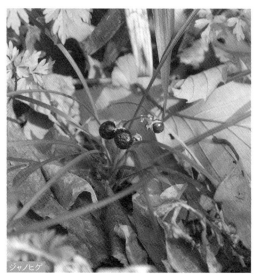
ジャノヒゲ

ジャノヒゲの仲間

性質
多年生

収穫
根の肥大部 ／ 6〜8月（薬用）
根の肥大部 ／ 随時（食用）

漢方薬・民間薬の一例
滋養、強壮、咳止め、去痰、消炎 など

食用
根の肥大部は「美味しい生姜」風味。天ぷら、炒め物に
調理例（P.178）

🦋 道ばたの〝美味しいカゼ薬〟

　季節の変わり目は、ノドの不調が起きやすい。どうやら炎症を起こしているらしいと思っていると、次第に熱っぽくなり、だるさもおぼえ、やる気がしぼみ、イライラが募り。

　この仲間はノドに起きた異常や不快感を優しく癒す妙効が知られ、漢方薬として広く使われてきた。カゼの初期症状にはとてもよいし、カゼっぴきの真っ只中にも不快を取り除き、早い快復を助けてくれるとされる。

　そこに滋養強壮のオマケもついてくる。〝滋養〟は身体が必要としている養分をしっかり吸収する能力を高める。〝強壮〟は外部からのストレスに負けぬ基礎的快復力を強めるというイメージ。どこでも見かける道くさながら、とても親切丁寧設計な伝統薬草。しかも根の肥大部は非常に美味。

🦋 慣れると〝助かる〟この仲間

　ジャノヒゲ、オオバジャノヒゲ、ヤブランが漢方薬、民間薬として活躍している。どれも同じような場所にいて、しかもよく似ていることから、いささか手を焼く。

　雑木林の周辺、ヤブの下、畑地の道ばたに自生するが、公園、寺社仏閣、宅地の庭先など、身近な場所にとても多い。

　とにかく「花」と「結実」の違いを覚えるとよい。「花」は初夏から秋にかけて愉しむことができる。「結実」は冬であるが、いつまでも落とさず翌年の春まで残している個体もある。うまく見つけたら図鑑で調べ、覚えておく。

　無理に覚える必要はなく、なんとなく目を慣らしているうちに、葉の雰囲気がだいぶ違って見えるようになる。そうなったらしめたもの。

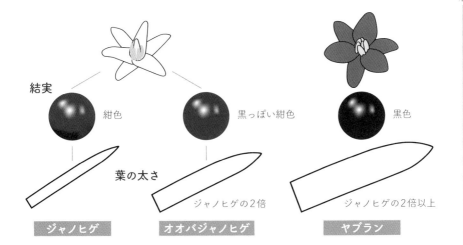

結実

紺色

黒っぽい紺色

黒色

葉の太さ

ジャノヒゲの2倍

ジャノヒゲの2倍以上

ジャノヒゲ

オオバジャノヒゲ

ヤブラン

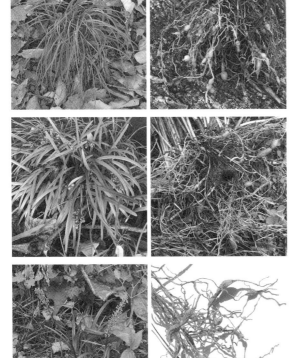

ジャノヒゲ
Ophiopogon japonicus var. *japonicus*

　北海道〜九州の道ばたに育つ常緑
の多年生。年間を通して青々と茂るので
庭園などに植えられる。根にはコブ状に
膨らんだ部分があり、美味しい生姜風
味。これを乾燥させたものが漢方薬
〝麦門冬（バクモンドウ）〟とされる。

オオバジャノヒゲ
Ophiopogon planiscapus

　本州〜九州のヤブや林内に育つ常
緑の多年生。ジャノヒゲは葉が細くて繊
細な株立ちになるが、本種は葉の幅が
広く、大きく茂って優しい雰囲気になる
ので植栽される。根の膨らんだ部分は
ジャノヒゲの代用品となる。

ヤブラン（ヤブラン属）
Liriope muscari

　関東以西のヤブなどに育つ常緑多
年生。本種も庭園や公園に植えられる。
よく似たジャノヒゲよりも葉の幅がずっと
広い。やはり葉の幅が広いオオバジャノ
ヒゲとは花や結実が違う。根の膨らん
だ部分を薬用とする。作用はジャノヒゲ
と同等とされる（調理例 P.178）。

99

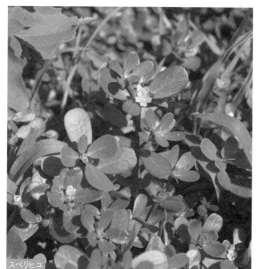

スベリヒユ

スベリヒユ科スベリヒユ属

スベリヒユ

性質

1年生

収穫

地上部 ／ 6〜8月（薬用・食用）

漢方薬・民間薬の一例

消炎、消腫、利尿、抗菌（大腸菌、赤痢菌、チフス菌）、いぼ痔の症状緩和、歯肉炎、毒虫刺され、膀胱炎の改善 など

食用

開花前の茎葉はヌメリがあり美味。さまざまな調理にあう

🌿 迷惑やらありがたいやら

季節の風が初夏の到来を告げると、そこらじゅうからうわーっと生えてくる。暑い夏が大好きで、身を焦がす灼熱のコンクリートの割れ目でも大きく育つことができる。大変非常識な生き物で、除草もひと苦労する。

炎天下での仕事を余儀なくされる農家や園芸家は、スベリヒユが勢いよく育ってくると、除草を兼ねた〝夏バテ防止〟のために、スベリヒユの収穫をはじめる。クセがまるでなく、青臭さもないので、下ごしらえが簡単。夏場は調理の手間も惜しみたくなるほどだから、本当に助かる。

暑気にやられて食欲が落ちたときも、爽やかな風味とヌメリのある食感が、めんツユなどの塩気とよくあい、食欲が持ち直す。

スベリヒユの利用は、古くから土用のウナギなみに広く知られ、愛されている。

🌿 雰囲気が似た〝毒草〟に注意

夏はミネラルやビタミンの欠乏が起きやすく、食欲が落ちると悪循環に陥る。スベリヒユはミネラルとビタミンの貯蔵庫のような生き物で、灼熱の陽ざしを浴び続けてもなお、そのツヤツヤぷりぷりした美肌のような葉を維持できるのは、抗酸化成分をたんと蓄えているから。

軽く塩茹でして水にさらしたら、素麺の薬味、味噌汁の具、サラダなどに加えてミネラル補給とする。薬草としての利用も簡単で、生の葉を突き潰したものには消炎作用が知られ、歯肉炎や毒虫刺されの患部に塗布するだけ。膀胱炎の症状緩和にも、やはり茎葉をすり潰した液汁を摂取するとよい、などとされる。

身近には、ちょっと似ている毒草がある（右ページ）。間違えて食べると、悪心、嘔吐、下痢を起こす危険があるので要注意。

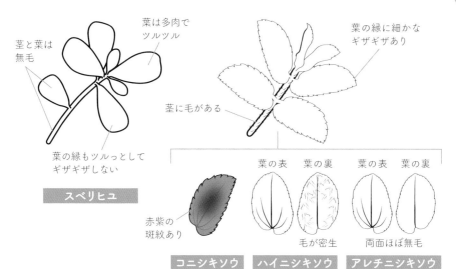

茎と葉は
無毛

葉は多肉で
ツルツル

葉の緑もツルっとして
ギザギザしない

スベリヒユ

葉の緑に細かな
ギザギザあり

茎に毛がある

赤紫の
斑紋あり

葉の表　葉の裏

毛が密生

コニシキソウ

葉の表　葉の裏

両面ほぼ無毛

ハイニシキソウ　アレチニシキソウ

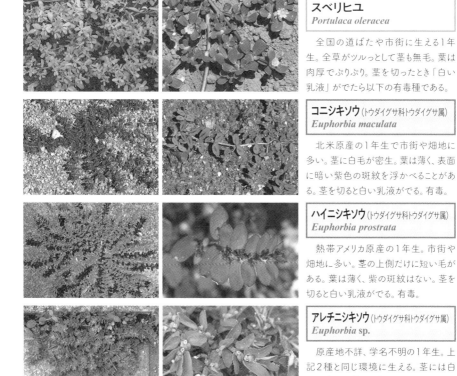

スベリヒユ
Portulaca oleracea

　全国の道ばたや市街に生える1年
生。全草がツルっとして茎も無毛。葉は
肉厚でぷりぷり。茎を切ったとき「白い
乳液」がでたら以下の有毒種である。

コニシキソウ（トウダイグサ科トウダイグサ属）
Euphorbia maculata

　北米原産の1年生で市街や畑地に
多い。茎に白毛が密生。葉は薄く、表面
に暗い紫色の斑紋を浮かべることがあ
る。茎を切ると白い乳液がでる。有毒。

ハイニシキソウ（トウダイグサ科トウダイグサ属）
Euphorbia prostrata

　熱帯アメリカ原産の1年生。市街や
畑地に多い。茎の上側だけに短い毛が
ある。葉は薄く、紫の斑紋はない。茎を
切ると白い乳液がでる。有毒。

アレチニシキソウ（トウダイグサ科トウダイグサ属）
Euphorbia sp.

　原産地不詳、学名不明の1年生。上
記2種と同じ環境に生える。茎には白
毛が密生。葉に斑紋はなく、茎を切ると
白い乳液がでる。これも有毒。

タデ科ソバ属

ソバの仲間

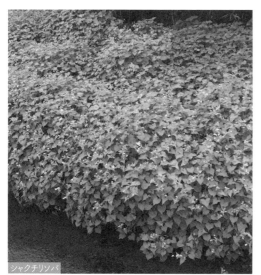

シャクチリソバ

性質
1〜多年生

収穫
葉・根 ／ 9〜11月（薬用）
結実 ／ 7〜10月（食用）

漢方薬・民間薬の一例
＜シャクチリソバ＞
肝炎の改善、胃痛の緩和、動脈硬化・高血圧の予防・改善、脳卒中後遺症の予防・治療、ノドの痛みの緩和、腫れ物 など

食用
調理例（P.177）

🌿 大繁殖する製薬原料

河川のそばを通るとき、ちょっとだけ好奇の眼を向けてみたい。もしかするとソバの仲間の大群落が広がっているかもしれない。

シャクチリソバという種族で、近年、各地の河川敷を覆い尽くす勢いで広がっている。

アジア原産の帰化種で、製薬原料用に栽培していたものが逃げだした。

シャクチリソバはルチンという成分を寝る間も惜しむ勢いで生産する。ルチンはアンチエイジング、毛細血管の強化、循環器系の保護・強化などで人気を誇る成分。普通のソバよりもずっと多く含まれるので、さまざまな健康機能食品などに応用される。一方、ルチンが豊富であるがゆえに、その風味は「辛いわ苦いわ」で。

食べられるが、工夫が必要（P.177参照）。

🌿 ソバの意外な活用法

食用に栽培されるソバも、薬草としての横顔は多彩。とてもありがたいものが多い。

収穫されることがない茎と葉は、優れた傷薬になる。止血や抗菌作用があり、炎症や腫れを防いでくれる。災害時には、便利な洗濯洗剤や洗髪剤となる。まず茎葉を焼いた〝灰〟を水につけておく。そのままでもよいし、灰を丁寧に取り除き残りの水分だけを洗剤として、あるいは洗髪剤として使ってもよい。知っておくと、いざというときに大変役に立つ。

香りの高い新ソバを愉しむのもよいし、一方でソバの「薬草としてのありがたさ」にも思いを馳せて、いろいろな工夫を試してみるのも愉しい。血の巡りをよくしてくれるソバをすすりつつ、新たなアイデアを巡らせてみたい。

両側の「耳」がよく目立つ

緑色が濃いめでシワも深め
花色も緑色系でとても小さい

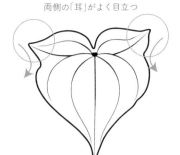
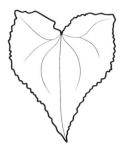
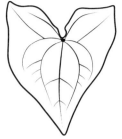

| シャクチリソバ | ソバ | (※)ダッタンソバ |

夏の薬草

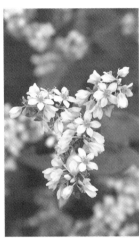
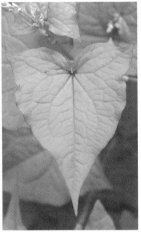

シャクチリソバ
Fagopyrum dibotrys

アジア原産の多年生。そば粉の原料とされるソバ（下記）は結実すると短期間で枯れるが、本種は根が残れば毎年新芽をだしてくる。

ルチンを得るために大規模栽培されているが、逃げだしたものが水辺の近くで大繁殖して問題を起こすことがある。

地上部と根を薬湯にしたものは左ページ上部のような作用が知られ、とても有用であるが、苦味が強い。ハチミツやほかの薬草で味を調えるとよい。

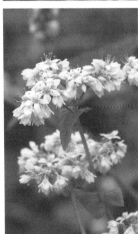
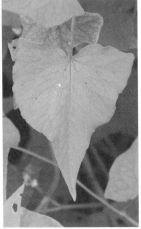

ソバ
Fagopyrum esculentum

畑で栽培される1年生。こぼれダネで殖えるため、しばしば逃げだす。

種まきから数カ月で収穫できるので年に2回は収穫できる（おもに初夏と秋）。傷薬などの外用には、新鮮な茎葉をちぎって揉み、患部に塗布する。

薬湯にする話は聞かないが、栽培ソバの葉は苦味辛味が少なく、天ぷら、炒め物などで美味しくいただける。種まきから2週間ほどの若い葉は食べやすく、和え物、お浸しに向くといわれる。

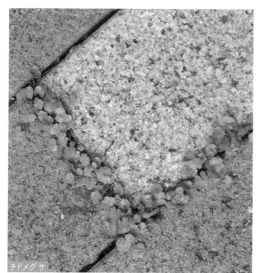

ウコギ科チドメグサ属

チドメグサの仲間

性質

多年生

収穫

茎葉 ／ 6〜10月（薬用・食用）

漢方薬・民間薬の一例

止血、解熱、利尿、ノドの腫れや痛みの改善、黄疸症状の改善、できものや打撲傷の改善など

食用

茎葉が美味しい薬味になる

チドメグサ

🌿 小さき者の知られざる優美

　身近にたくさんいる種族であるが、とにかく小さいので気にも留められない。

　止血の妙効があるのでその名がついたが、野草料理の食材として知られることが多い。

　葉の姿は「ミニサイズの天狗のウチワ」。この愛らしい形状には、植物屋以外は誰ひとり興味をもつことがない、さまざまなバリエーションが存在する（右図）。

　いずれも花を咲かせるが、なぜだか葉の下に隠すものが多い。これがまた非常に愛らしい色彩で、キュートなフォルムも魅力的。

　その〝隠された美しさ〟を耽溺したら、花穂の形を覚えておきたい。種類を見分けるポイントになるからだ。

　そうは言っても、チドメグサの仲間で種族を取り違えたところで、影響は、ほぼない。

🌿 小さき者の思わざる香味

　チドメグサの仲間は、湿り気がある草地や林縁などで摘むとよい。こうした場所に育つものは、セリのような香気があり、食感も爽快。一方で、陽当たりのよい場所のものは香りが弱く、葉も硬くなって筋張りがち。

　料理には、よく洗ってから軽く塩茹でする。お湯からあげたら水にさらし、水気を拭ってサラダに散らす。天ぷらのかき揚げに混ぜたり、細かく刻み、薬味やスパイスとして風味づけに使っても愉しい。マヨネーズやチーズとあわせたり、卵料理に加えても美味しい。カルパッチョやカナッペにあわせても愛らしい。

　薬効は、その名のとおり止血薬とされてきたが、解熱やノドの疾患を緩和する作用が効いてくれるとありがたい。セリのような香味も、それだけで食欲を増進してくれる。

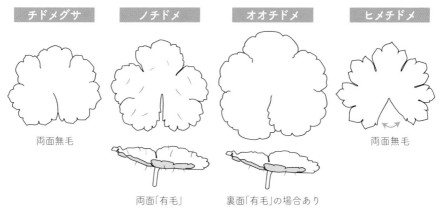

チドメグサ	ノチドメ	オオチドメ	ヒメチドメ

両面無毛

両面「有毛」　　　裏面「有毛」の場合あり

両面無毛

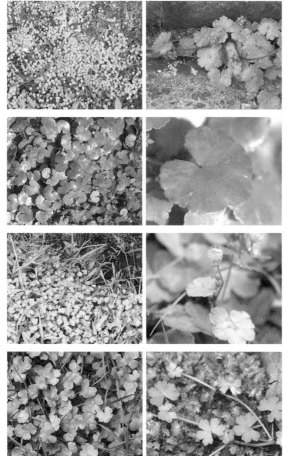

チドメグサ
Hydrocotyle sibthorpioides

　全国に分布する多年生。都市部のものは小さくなるが、山野のものは大きめになる。食用・薬用とされる基本種が本種。葉の両面が無毛。

ノチドメ
Hydrocotyle maritima

　本州以西に分布する多年生。チドメグサより多く見られ、収穫しやすい。薬用ではチドメグサの代用となり、香味、食感は遜色なし。葉の両面が有毛。

オオチドメ
Hydrocotyle ramiflora

　北海道〜九州に分布する多年生。芝地などで大きな群落をつくる。葉が大きめなので収穫や下ごしらえが楽。花穂は葉より高く突きだす。葉の裏面にだけ毛があることも。

ヒメチドメ
Hydrocotyle yabei

　北海道〜九州に分布する多年生。畦道や丘陵の林縁に多い。葉の切れ込みが深く、幅広くなるのが特徴だが変化も多い。本種も利用できる。葉の両面は無毛。

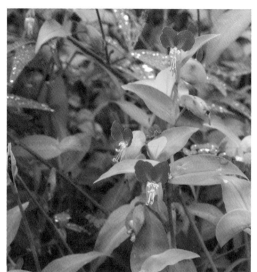

ツユクサ科ツユクサ属

ツユクサ

Commelina communis

性質
1年生

収穫
地上部 ／ 6〜9月（薬用・食用）

漢方薬・民間薬の一例
解熱、消炎、下痢止め、利尿、鼻血止め など

食用
野草料理では屈指の人気食材。クセがないので下準備も簡単

道ばたの〝青い宝石〟

　見分けやすくて使いやすい。なによりも意外な美味しさに驚く。

　ツユクサは、自然界に興味をもった人の道案内人をつとめてくれる種族。

　道ばた、荒れ地、畑から庭先まで、ツユクサはいろいろな場所に顔をだす。こぼれダネで殖えるので、たいていは群落になっており、よく目立つ。

　初夏の道ばたや草地では、ツヤツヤした、ササの葉を思わせる葉を茂らせて、そのてっぺんに極めて美しい青い花を咲かす。

　薬用としての収穫期はこの開花期。全草を採取し、一度蒸してから日干し乾燥させたものを煎じて飲む。カゼの解熱、下痢止めなどで活躍してきた。鼻血止めにもなるが、準備の間にたぶん止まる。

初学者の万能食材

　食用としての収穫期は、開花の前から始まる。ポイントは、指先で触って柔らかい茎葉だけを選ぶ。ちょっと硬いものは避けてみる。

　しっかり洗ってから、ひとつまみの塩を入れた熱湯で軽く茹でる。食感がよい塩梅になったらお湯からあげ、水にさらして身をしめる。水気をしっかり取ってから、お浸しや和え物に。大根おろしかオカカを乗せて、軽く醤油を垂らしたり、海苔で巻いても美味。天ぷら、炒め物、煮びたしなども大変美味しい。

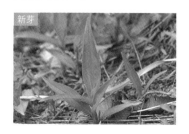
新芽

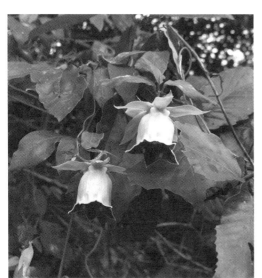

キキョウ科ツルニンジン属

ツルニンジン

Codonopsis lanceolata var. *lanceolata*

性質
つる性多年生

収穫
根 ／ 8〜9月ごろ（薬用）
茎葉・根 ／ 5〜9月（食用）

漢方薬・民間薬の一例
滋養強壮、疲労回復、肝機能の保護・補強、
咳止め、去痰 など

食用
つる先、葉、根が食用になる。独特の風味あり

夏の薬草

🌿 山野の高級野草

　薬草としての実力は、右上に列挙したとおり。どれも気になるものばかり。

　山野に育つ植物で、ごく稀に、平地の雑木林や湿ったヤブにポツンといたりする。

　花がユニークで、白くて大きな釣り鐘をたくさん咲かせるが、ヤブにあると意外と目立たない。葉姿となれば、それはもう地味で、とても貴重な有用植物には思えない。

　茎や葉をちぎると、白い乳液がほとばしり、独特の強い香気が鼻をくすぐる。これが特徴。茎ごと採取して、軽く塩茹でし、水にさらしてから天ぷら、和え物、炒め物に。好きな人にはたまらない、クセになる味。

　見つけるには、丘陵や山地の植物に慣れ親しむ必要がある。これを目標にして目を凝らすうち、識別眼がぐんと養われるだろう。

🌿 なかなかどうして気難しい

　もっとも美味しく、薬効があるとされるのは根っこ。しかし、この仲間は個体数が少なく、繁殖力も弱い。運よく出逢えても、野生種の根の採取は避け、茎葉をちょっと拝借するほどに。いまは加工品を購入してその味わいを試すのがよい。

　苗も売られるが、栽培の難易度はとても高い。蒸し暑い平野部や宅地ではすぐに枯れてしまう。冷涼な地域では、庭先でも育つことがあるようだ。羨ましいかぎりである。

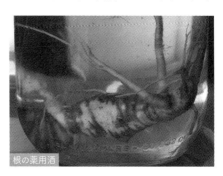

根の薬用酒

107

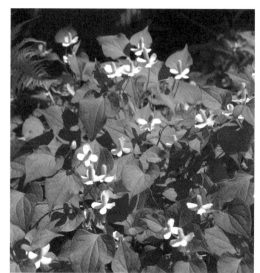

ドクダミ科ドクダミ属

ドクダミ

Houttuynia cordata

性質

多年生

収穫

全草／6〜7月（薬用）
葉／4〜10月（食用）
根／随時（食用）

漢方薬・民間薬の一例

解熱、解毒、消炎、抗菌、高血圧予防、
便秘の改善、痔の治療、ただれの治療 など

食用

根を含む全草が食用になる
調理例（P.167）

🌿 素晴らしい恵み。知るべきリスク

ドクダミは本州以西に自生する。〝十薬（ジュウヤク）〟という名で漢方薬原料にされ、薬効の多さがその名の由来である。デカノイルアセトアルデヒドという、読むだけでロレツが怪しくなる成分に満ち、とどのつまり悪臭の権化である。それでもこの成分のお陰で、ドクダミは多くの生物（哺乳類から微生物）に見向きもされず、ほぼ完全な姿で暮らすことができる稀有な生命体となった。

この強烈な臭気成分は、乾燥させたり加熱処理すると、音もなく消え去る。乾燥葉で淹れたドクダミ茶は、確かにとっても飲みやすい。料理に使っても、先入観や警戒感が拍子抜けするほど美味しかったりする。

薬効も高く評価され、食用にもなるので、ドクダミを崇拝する信者が着実に増え

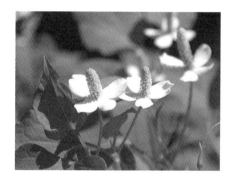

ている。

薬草全般に言えるのだけれど、ドクダミにも副作用が確かにある。まず腎機能が弱っている方は、ドクダミの連続利用で重篤な高カリウム血症を引き起こしやすくなる。皮膚が敏感な方は、ドクダミの摂取後に陽ざしを浴びて皮膚炎（火傷のような火ぶくれや湿疹）を起こすケースが知られる。自分にあうからといって、誰にでも気軽に勧められるものではないことだけは、心のどこかに留めおきたい。

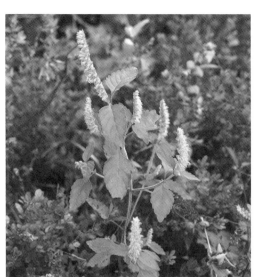

ナギナタコウジュ

Elsholtzia ciliata

性質

1年生

収穫

全草 ／ 8〜10月（薬用）
葉 ／ 6〜10月（食用）

漢方薬・民間薬の一例

解熱、鎮痛、発汗、利尿、カゼの症状や腹痛の
緩和、口臭予防、腰痛緩和 など

食用

柔らかい茎葉は野草茶や料理のフレーバーに
なる

summer

夏の薬草

🌿 香りが魅力の薬草で

　北海道〜九州の草地や道ばたに育つ種
族で、とりわけ丘陵や山地に多い。

　花の向きが「片側だけ」に片寄ってつく
ことから薙刀（なぎなた）の名が、〝コウ
ジュ〟は香りが高い植物につけられる。な
にしろ生の葉を噛むだけでも口臭防止にな
るほどの素敵な香気に満ち、料理に使え
ばかぐわしい香味づけになる。脂っこい肉
料理にはうってつけ。

　薬草として期待される作用も素晴らし
く、使い勝手がよさそうに思えるが、注意
点がひとつ。料理に使う際は、多量に使
わぬほうがよい。薬草として使う場合、煎
じた薬湯を飲むことになるが、「必ず冷まし
てから飲む」との注意事項がある。温かい
うちに飲むと悪心や嘔吐を誘うことがある。
何事もさじ加減が大事となる。

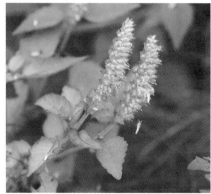

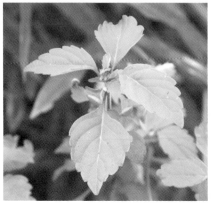

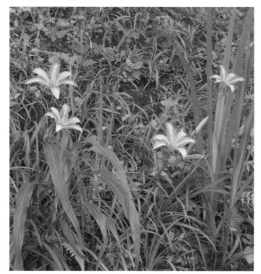

ノカンゾウの仲間

性質

多年生

収穫

根・花・つぼみ ／ 8〜9月（薬用）

新芽 ／ 3〜5月（食用）

花・つぼみ ／ 7〜8月（食用）

漢方薬・民間薬の一例

解熱、不眠症の改善、利尿、
腫れ物やむくみの改善 など

食用

調理例（P.169）

憂さを晴らして健やかな眠りを

もしも日ごろのうっぷんやイヤなことをすっかり忘れさせる薬草が、あるとしたら——。

この仲間は中国で〝忘憂草〟と書く。「健やかな安眠を誘ってくれる」ことによって日々の憂いをすっかり忘れさせてくれる——そんな効能に由来するらしい。

中国や沖縄では「ホンカンゾウ」という仲間がよく使われ、近年の研究でも睡眠誘導作用と睡眠延長作用があることを動物実験で理解した。

日本で広く見られるのはノカンゾウとヤブカンゾウであるが、これらも「不眠症の改善」の民間薬として利用されるほか、「身近な美味しい山菜」としても有名である。食べて美味しく、安眠までできたらこれほど嬉しいことはない。

クセの無さがクセ者で

「不眠の改善」について、近年の文献ではおもにノカンゾウが使われるようである。30年以上も前に発刊された薬草文献では、ヤブカンゾウにも同じ作用を認めるものがあり、なかなか困惑させられる。

これまで幾度も食べてきたが、不眠改善の効果に関しては、実のところよくわからない。実感としてあるのは「サッパリして、淡泊。食べやすいけれど、言うほど美味しいかな」。料理研究家のアイデアと手腕で「これは美味い！」となるが、ナマの味わいは、特にない。

とても美味しいと称賛される山菜は、クセがなく、食べやすいものが多い。複雑で、奥深く、魂が感じ入るような味わいを求める者にはいささか物足りぬだろう。さまざまな調理法に馴染むので、いろいろ遊べる愉しさはある。

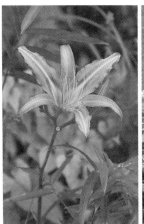
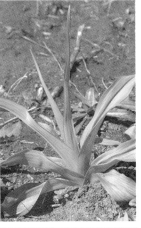

ノカンゾウ
Hemerocallis fulva var. *disticha*

　本州〜九州の草地や水辺に自生する多年生。

　葉の幅が「細め」で、花は一重咲き。開花期になると非常に目立つので、その場所を覚えておくとよい。毎年、同じような場所から新芽を立ち上げてくる。

　春の新芽の採取は、地面の下に潜った「白い部分」に甘味があって美味しい。根を傷めぬよう気をつけて採取する。さっと塩茹でして和え物、椀物の具、チャーハンやパスタの具などで。

summer

夏の薬草

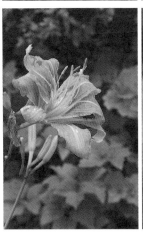
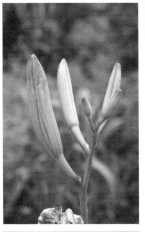

ヤブカンゾウ
Hemerocallis fulva var. *kwanso*

　北海道〜九州の草地・水辺に自生する多年生。

　葉の幅が「広め」で、花は八重咲き。地域や環境によって、ノカンゾウばかりであったり、あるいはヤブカンゾウが多くてノカンゾウはちょぼちょぼ、だったりする。収穫と利用法はノカンゾウと同じ。

　つぼみは天ぷらにしたり、軽く塩茹でして和え物や酢の物に。花びらの数が多い花もサラダや素揚げなどで愉しめる。

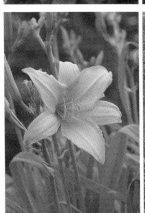
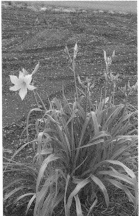

ハマカンゾウ
Hemerocallis fulva var. *littorea*

　関東地方以西〜九州の海岸や沿岸部の草地に自生する多年生。

　本来は海辺の生き物だが、園芸種としても人気があり、広く栽培され、内陸部でもよく見かける。

　ノカンゾウとそっくりだが、冬にも葉が残ることが多い（内陸部の場合、冬になると葉を枯らすケースもあるようだ）。ノカンゾウとハマカンゾウの識別は分類学者も悩み込んでいる。

　利用方法は上記2種と同じ。

ヒルガオの仲間

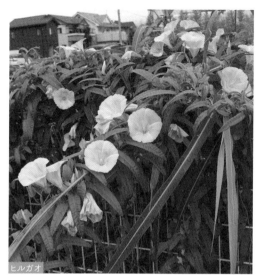

ヒルガオ

性質
つる性多年生

収穫
根・全草 ／ 7〜10月（薬用）
花 ／ 5〜9月（食用）
根・つる先 ／ 4〜11月（食用）

漢方薬・民間薬の一例
利尿、便秘の改善、月経不順の改善、
糖尿病の症状緩和、毒虫刺され など

食用
花、つる先、葉が食用に

冷やして鎮めて

朝顔は「朝に咲き、昼にはしぼむ」とされる。実際には受粉がすむとすみやかにしぼむほか、思うように受粉ができない花たちは午後遅くまでモジモジしながら咲き続ける。

〝昼顔〟も「昼に咲くから」とされるが、気の早い連中は朝早くから開花している。

ヒルガオは、どこにでも生え、野菜や園芸種をぐるぐる巻きに縛り上げる。農家や園芸家は、視界に入るやムカッと気色ばみ「お花の仇！」とばかりに引っこ抜く。

一方で、ありがたく思うことも。「毒虫刺され」の妙薬になるのだ。ムカデ、ブユ、ハチにやられると、痛み、腫れ、発熱に襲われる。ヒルガオの葉をちぎって揉み、患部に貼りつけると、痛みと熱が引いてずいぶん楽になる。よくお世話になった。

てっぺんからつま先まで

野外での応急処置として、知っておくと大変便利なヒルガオは、利尿や便秘の改善など、体内からの排毒機能も高めてくれる。

意外な利用法としては、歯が痛いとき、花を突き潰したものを患部に詰める（あるいは塗る）という利用もあるほか、食用にもなる。

つる先が食べやすい。生育が旺盛な春から夏にかけて、先端から数センチほどで切り、軽く塩茹でしてお浸しに。酢味噌や辛子味噌と和え物にしてもよい。

白い根も素揚げや天ぷらで愉しむことができる。庭先で根こそぎ除草したときなぞ、夕餉の一品に加えてみるとよいかもしれない。

てっぺんからつま先まで、ヒルガオはすべてが薬用・食用になる。根から抜いても、ちっとも減りやしない。収穫は無限に可能なのか。

| ヒルガオ | コヒルガオ | アイノコヒルガオ |

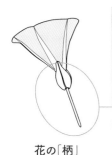

花の「柄」

| 隆起なし | 波打つ隆起あり | 低い直線的な隆起あり |

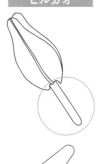
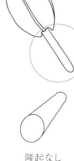

夏の薬草

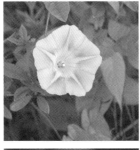
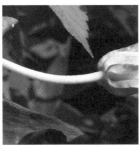

ヒルガオ
Calystegia pubescens

北海道〜九州の道ばた、荒れ地、畑に育つつる性多年生。コヒルガオとの見分け方で「葉を見る」ことも言われるが、成長段階や個体差で変化が大きくわかりづらいものが多い。まずは「花の柄」を見ることをお勧めしたい。

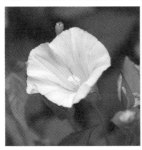
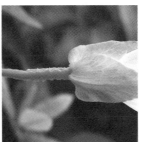

コヒルガオ
Calystegia hederacea

本州〜九州の道ばたなどに育つつる性多年生。花の大きさがやや小さめになる傾向がある。食用・薬用の利用方法はヒルガオとほぼ同じ。ただ出産後の催乳作用、淋病の改善には本種が用いられる。

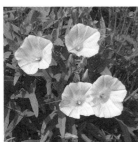
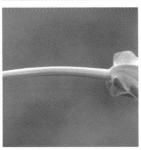

アイノコヒルガオ
Calystegia hederacea × Calystegia pubescens

ヒルガオとコヒルガオが自然交雑したもので、岩槻秀明氏が公表した（2008年）。見かける機会は結構多い。

花の柄を見ると、上記2種とは違う形をしている。最近になって区別されるようになったので、利用法については上記2種と変わらないと思ってよい。

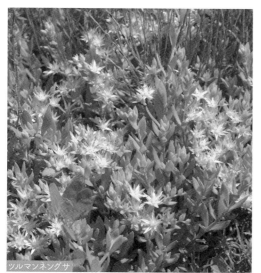

ツルマンネングサ

ベンケイソウ科マンネングサ属

マンネングサの仲間

性質

多年生

収穫

地上部 ／ 7〜9月（薬用）

地上部 ／ 4〜9月（食用）

漢方薬・民間薬の一例

解毒、解熱、消腫、利尿、肝炎の改善、ノドの腫れと痛みの緩和、火傷・虫刺されの治療 など

食用

地上部はクセがなく、とても食べやすい

調理例（P.176）

艶やかで可愛い薬草

とても小さな植物であるが、夏を迎えるとレモンイエローの小花のカーペットが甘く愛らしく広がり、とてもよく目立つ。

ツルマンネングサは、葉姿が鳥の足みたいに3枚ワンセットになっている多肉植物。身近には多くのマンネングサの仲間が野生化しているけれど、ツルマンネングサの葉は特徴的なので大変覚えやすい。しかも経験的に優れた薬草とされるのが本種である。

外用に妙効が知られ、野外での切り傷、火傷、毒虫刺されの応急処置として、茎葉を採取し、よくすり潰してから患部に塗布する。感染症の予防になるほか、治癒も早まるといわれる。ヘビの咬み傷の緊急処置としても活躍し、その後受診する。

ツルマンネングサは食べても美味しい野草で、どのような調理にもよくあう。

採取は容易、場所が問題

アクがなく、青臭さもないので、しっかり洗ったらそのままサラダに加えてもよい。軽く塩茹でして水にさらし、水気を切ったら、お浸し、和え物、炒め物、椀物の具、パスタの具など、いろいろなものに加え、応用できる。

解熱、解毒、ノドの腫れや痛みの緩和などには、茎葉をよく突いたものを飲用する。つまり料理で摂取してもよいわけで、その場合は加熱調理を少なめ（短め）にするか、炒める場合は油分を加え、調理後の油もソースとして料理にかけるとよいだろう。

マンネングサ類は、環境があまり好ましくない場所に住んでいることが多い。できるだけよい環境で採取したい。

ツルマンネングサ

メキシコマンネングサ

コモチマンネングサ

葉は3枚
ワンセット

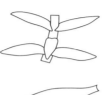

葉のつけ根に
ムカゴをつける

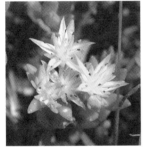
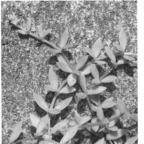

ツルマンネングサ
Sedum sarmentosum

　中国原産の多年生。栽培されていた
ものが各地で逃げだし、自由な生活を
謳歌している。道ばた、河川敷のまわり
などで大群落となる。「3枚の尖った葉」
で「厚みがある多肉」と覚えておけば
よい。

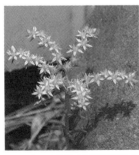
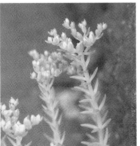

メキシコマンネングサ
Sedum mexicanum

　原産地不明の多年生。これも栽培さ
れるものが逃げだし、各地で広がる。
　葉が細長く伸びて、4枚がセットになる
（あるいは互い違いになる）ところが違
う。食用に使う人もいるが、安全性の詳
細は不明。

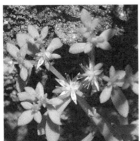
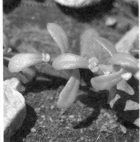

コモチマンネングサ
Sedum bulbiferum

　本州～琉球に分布する在来の多年
生。宅地の道ばた、大都市の花壇、丘
陵地の草地など、あらゆる場所に適応
できるすごい生き物。茎の「葉のつけ
根」に特徴があり、小さなムカゴをつけ
る。タネは滅多につけず、ムカゴがこぼ
れてよく殖える。利用はされない。

豆知識 2

オオムギ イネ科オオムギ属 *Hordeum vulgare*

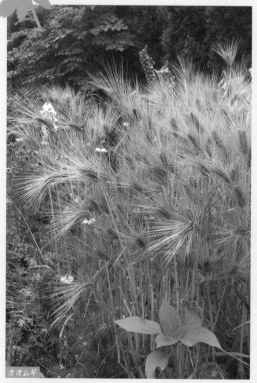

オオムギ

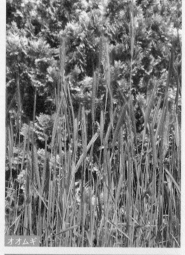

オオムギ

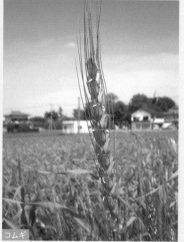

コムギ

生薬名

〝麦芽（バクガ）〟

食欲減退、消化不良、胸腹膨満の改善など

　オオムギの種子を発芽させ、乾燥したものを〝麦芽（バクガ）〟といい、医薬品原料となる。
近年の研究では「胃がんの発症リスクを軽減させる」などの効果が示唆されている。

　発芽前の種子も、民間では〝大麦（ダイバク）〟と呼び、やはり消化不良や健胃の目的で、
煎じたものが利用される。

　ちなみに小麦の種子は〝小麦（ショウバク）〟といい、民間では外用薬で活用する。

　ご家庭にある小麦粉を、水で練って患部に貼ると、火傷、外傷出血の良薬に化ける。

autumn & winter

秋冬の薬草

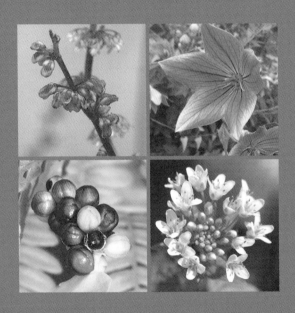

来るべき厳しい季節の前に、
滋養強壮の薬草が多い季節。
身体を温め、
免疫機能を支え、滋味にあふれた
薬草の収穫シーズン。

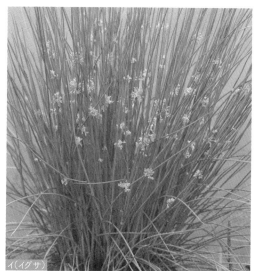

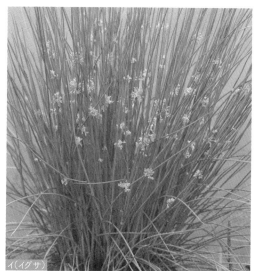

イグサ科イグサ属
イグサの仲間

性質
多年生

収穫
地上部 ／ 9〜10月（薬用）

漢方薬・民間薬の一例
解熱、鎮静、鎮痛、利尿、消炎、外傷、むくみの改善、不眠症の改善 など

食用
全草を乾燥させてお茶にする

イ（イグサ）

〝あの香り〟の不思議な効能

畳の部屋でまったり過ごす機会がめっきり減った。「あの独特な香り。それだけでホッと安らぐ」という人もあれば、まったく逆もある。

江戸時代までは、イ（イグサ）は多くの家庭で生活必需品とされ、日用道具の材料として、あるいは灯りを点すための燈芯（とうしん）として不可欠だった。

薬草としても、実は重宝されてきた。熱を下げ、炎症を抑え、排尿を促すことでカゼの治療に用いられたり、おだやかな鎮痛、鎮静作用も手伝って、身体にあう人は相当助けられたものであろう。

切り傷・すり傷には、イを噛んだものを患部にあてて（塗って）止血薬にもされた。

極めつけは、鎮静作用による睡眠の誘導。イをお茶にして服用する。

とてもすくないイ。ウリふたつだわイ

イには、いささか厄介なところがある。

まず、なかなか見つからない。自然豊かな郊外や里山ではしばしば見かけるが、「ごく普通に見られる」ものではなくなってきた。

散歩の途中で、「なんだ。たくさんあるじゃないか」とみなさんが手にするのは、たいがいコゴメイという帰化種。見た目はウリふたつだが、薬用にされない（右図参照）。イと間違えて採取・摂取しても問題はないと思うが、見分ける腕前はもっておきたい。クラフトなどの素材に使う場合も、コゴメイは空洞が多く、強度や耐久性に劣ることがありうる。

本物のイをお茶にすると、エグ味がでたりする。ほかの季節の野草を混ぜることで飲みやすくなる。

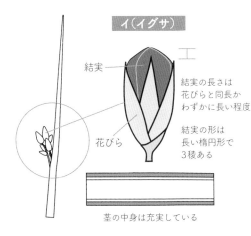

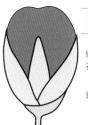

イ（イグサ）

結実

花びら

結実の長さは
花びらと同長か
わずかに長い程度

結実の形は
長い楕円形で
3稜ある

コゴメイ

結実の長さは
花びらより長い

結実の形は卵形

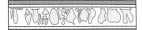

茎の中身は充実している

茎の中身は泡状の「空洞」が
たくさんある

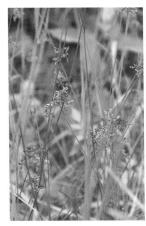

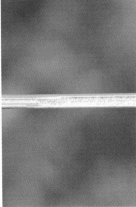

イ（イグサ）
Juncus decipiens

　全国に分布する多年生。水辺、湿地、田んぼなどに好んで住みつく。

　現在では〝薬草〟としてのイを知る人はほとんどなく、稀に民具づくりで愛用する方々があるくらい。

　都市部の休耕田や水路、郊外の公園などでも見つかるが、その数はめっきり減った。畳で使われるものはコヒゲという、イを品種改良したものが栽培されている。

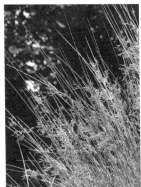

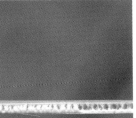

コゴメイ
Juncus polyanthemus

　オーストラリア原産の多年生。本州各地の水辺、湿地、田んぼなどでおおいに広がっている。

　名前からするとコンパクトなイメージを誘われるが、実際は在来のイよりもずっと大型に育ち、花穂も派手でよく目立つ。もともと在来のイが住んでいたところにコゴメイが置き換わっていることが多い。

　私見だが、コゴメイが在来のイを駆逐したのではなく、環境悪化によってイが消滅したあと、コゴメイが定着したと思われる。

autumn
&winter

秋冬の薬草

119

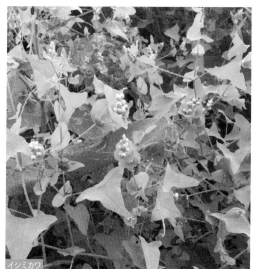

イシミカワ

タデ科イヌタデ属

イシミカワの仲間

性質

1年生

収穫

全草／9〜11月（薬用）

漢方薬・民間薬の一例

＜イシミカワ＞

解熱、下痢止め、利尿、腫れ物の改善 など

食用

個性にこだわるヤブの猛者

道ばたでよく見かけるトゲトゲ植物である。

イシミカワという名は、漢字表記はもちろん、その由来がまったくわからない。

ただ、初夏になり、道ばたのヤブからぐんぐんと背丈を伸ばし、てっぺんにカラフルな玉っころ（結実）を鈴なりに飾る姿がとてもよく目立つ。

自分の容姿にはかなりのこだわりがあるようだ。茎には小さなトゲトゲを密生させ、葉のつけ根には大きな襟巻きみたいな丸い葉をあしらい、葉っぱの形はほぼ正三角形という、かなり変わった装いを愉しむ。お陰で見分けるのがとても簡単である。

解熱や下痢止めに、全草を煮出した薬湯を服用するが、腫れ物には全草をつき潰した液汁を患部に塗布するだけでよい。

よく似て、おおいに違う顔ぶれ

気をつけたいのが、茎のトゲ。葉の裏も同じトゲで武装するため、気軽に握ると悲鳴をあげる。かなり痛い。たまに畑地にも侵入するので、除草のときは皮手袋の着用を。

そっくりなものにママコノシリヌグイがある。恐ろしい名前だが、イケすかない連れ子のお尻をこの葉で拭いていけずをする、というのだ。葉の裏には見るからに痛いトゲトゲが林立する。この花は食べてもまあまあだが、薬用には使われない。イシミカワと同じ環境に住み、しばしば隣り合って絡み合っている。

ママコノシリヌグイと花が似ているものにミゾソバがある。こちらは薬用・食用として利用される。身近な水辺で大群落を築いており、秋に素晴らしいお花畑と化す。収穫も容易で、花も生のまま、あるいは茹でて酢味噌などで。

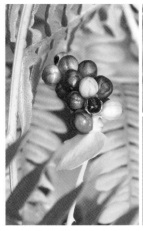

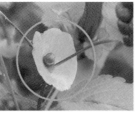

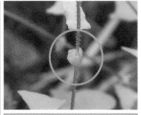

イシミカワ
Persicaria perfoliata

全国の道ばた、ヤブに育つ1年生。春にこぼれたタネが発芽し、梅雨ごろからぐんぐんと伸びる。花は淡いグリーンで大変気品がある。やがて実る結実は赤みがかったワイン色から濃厚なグレープに変化し、色とりどりになる姿が美しい。

そっくりなママコノシリヌグイとは、まず托葉鞘（丸印）が大きいことが違う。そして葉裏を見たとき「葉の柄が内側にズレてつく」ことが大きなポイント。

葉を裏側から見たところ

葉の柄

ママコノシリヌグイ
Persicaria senticosa

全国の道ばた、ヤブに育つ1年生。イシミカワと同じ環境を好み、しばしば同居する。花がない時期はイシミカワとそっくりで悩ましいが、葉鞘（左図）の大きさに違いがある。また葉の柄が「葉の縁からでる」ことにも注目したい。

薬用・食用に用いられることは聞かないが、花はクセがなく、ほのかな甘味があり、食べられる。サラダ、料理、デザートなどの飾りつけに添えれば料理が映える。

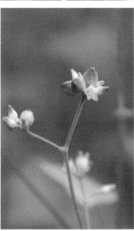

葉を裏側から見たところ

葉の柄

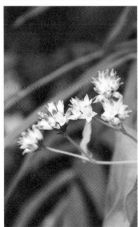

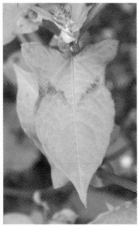

ミゾソバ
Persicaria thunbergii var. *thunbergii*

全国の水辺や湿った草地などに育つ1年生。上記2種よりも水気が多いところを好む。葉の雰囲気はちょっと似ているが、表面に暗い紫色のV字模様を浮かべることが多い。この葉の姿がウシの顔を正面から見た感じに似るので別名をウシノヒタイという。

茎葉を煎じたものはリウマチの症状緩和に利用され、傷薬としては葉をちぎって揉んだものを患部に塗るなどされる。春から夏の柔らかい葉は天ぷら、和え物に。花も食用になる。

autumn &winter

秋冬の薬草

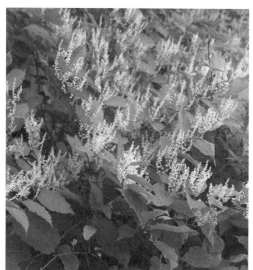

タデ科ソバカズラ属

イタドリ

Fallopia japonica

性質
多年生（雌雄異株）

収穫
根 ／ 10〜12月（薬用）
茎 ／ 3〜10月（食用）

漢方薬・民間薬の一例
咳止め、気管支炎の改善、月経不順の改善、利尿、蕁麻疹の症状緩和 など

食用
春の若芽・茎・葉が食用になる（利用は少量に留める）

🌿 春の緋色はたしなむ程度に

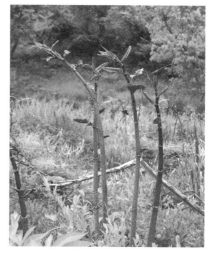

　全国の道ばたで、やたらでっかく茂っている植物のひとつ。大きく広げた葉と、節くれだった太い茎、そして粉雪のように可憐で繊細な花々。大変美しい。

　季節が春になると、地面から真っ赤な若芽がズンズンと立ち上がってくる。これが美味しい。若葉は天ぷら、茎は皮をむいてひとつまみの重曹を加えた熱湯で茹で、水にしっかりさらす。シュウ酸を多く含むので、水にさらす時間は長いほどよい。茎を食べやすいサイズに切って口に運べば、快活な食感、優しく広がる甘味は、おいしいタケノコのそれ。椀物、炒め物、煮物にと、なんにでもあう。

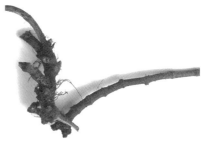

　美味しいので、つい多めに使いたくなるが、むかしから「食べすぎはイカン」と戒められる。食べすぎて下痢をする人が多かったからだ。

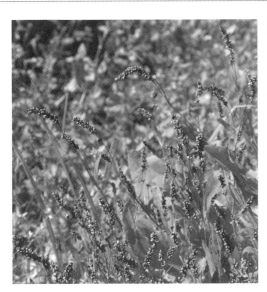

イヌタデ

Persicaria longiseta

性質
1年生

収穫
全草 ／ 6〜12月（薬用・食用）

漢方薬・民間薬の一例
腹痛の緩和、下痢の改善、虫下し（回虫）、皮膚病 など

食用
つぼみと花が料理、デザート、お菓子に使われる。柔らかな葉もお浸し、和え物で

秋の青空と、紅色のしっぽ

　花は初夏から開花するけれど、秋冬によく映える。鮮やかな紅色のしっぽが秋風に遊ぶ様子は、本当に愛らしく、微笑ましい。

　全国の道ばた、草地、庭先に育つ1年生。別名アカマンマの名で親しまれる。

　民間薬としての顔もあり、開花期の全草がお腹のトラブル解決に利用されてきた。薬湯用に煎じたものが内服されるが、これはそのまま皮膚のトラブルに外用することもできる。

　愛らしい花穂は、料理やデザートの飾りつけに愛用され、そのまま食べることができる。天ぷらにしたり、花穂をほぐしてサラダや料理に散らしたりと、懐かしいおままごと感覚で遊ぶことができる。タデの仲間はたくさんあって、覚えるのが大変だが、まずはイヌタデとしっかり遊んで見慣れておくとよい。

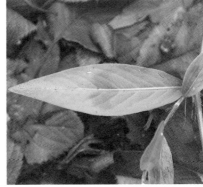

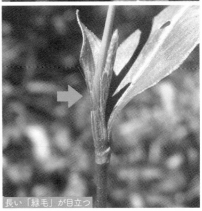

長い「緑毛」が目立つ

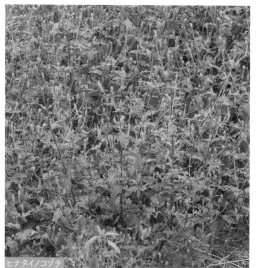
ヒナタイノコヅチ

ヒユ科イノコヅチ属

イノコヅチの仲間

性質
多年生

収穫
根／9〜11月（薬用）
葉／6〜10月（食用）

漢方薬・民間薬の一例
浄血、利尿、生理不順の改善、
関節炎の改善、ノドの痛みの緩和、
中風や脚気の症状緩和 など

食用
柔らかい葉は天ぷらにすると大変美味。お浸し、
炒め物にも向く
調理例（P.173）

難駆除雑草が医薬品原料で

農家や園芸家、そして家庭のご婦人方にたいそう嫌われる迷惑雑草である。ひとたび腰を据えられると、どれほど刈り取っても消えてくれず、むしろ殖えてゆく。放置すれば数年でイノコヅチ畑となり、ほかの植物が天に召されて——。

玄関先や家のまわりに勝手に生えて、劣化した側溝や玄関のコンクリを叩き割るので、家庭の平和を守るご婦人の大敵であるが、漢方薬に調薬されるや「婦人薬」に早変わり。月経の問題、産前産後に起こる不調の改善など、血の中の老廃物を除き、巡りをよくして全身を調える——そんな作用が見られるとして医薬品原料に指定される。

血流の「うっ血」を防ぎ、化膿性の腫れ物やノドの痛みの治癒も知られる。

〝胃袋〟で除草

イノコヅチにも種類があり、漢方薬の原料とされるのはおもにヒナタイノコヅチの根。散歩にでかければ、道ばたや草むらにいくらでも生えている。

そっくりなヒカゲイノコヅチは、その名のとおり林縁などの日陰に多い。ヒカゲは根がとても細く、使い勝手が悪いため、民間薬としてはヒナタの代用品にされる程度。

どちらも見た目は「愛想無しのぶっきらぼう」であるが、味は素晴らしい。柔らかい葉を天ぷらにすると、風味はえび煎餅のそれ。そのままお茶菓子になるし、塩をつけるといっそうウマ味が増す。お浸し、和え物、炒め物にもよくあうので、除草したら胃袋で消化するのも一手。

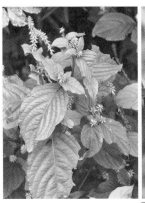
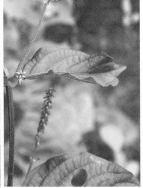

ヒナタイノコヅチ
Achyranthes bidentata var. tomentosa

　本州～琉球の道ばた、草地、畑地に生える多年生。秋に実るタネは「くっつき虫」と呼ばれ、動物や車輪などいろいろなものに付着して子孫を広げる。根は太くて強力で、劣化したコンクリにヒビを入れたりめくり上げたりする。この強力な根が医薬品原料〝牛膝（ゴシツ）〟とされる。

　秋になると、独特なトゲトゲした花穂を立ち上げる。そっくりなヒカゲイノコヅチ（下記）と簡単に見分けるには「葉を横から見る」とよい。ヒナタイノコヅチの葉は厚く、縁が大きく波打つことが多い。また花の基部にある「付属体（イラスト参照）」が小さいのも大きな特徴。

　庭先から駆除するには根から取り除く必要がある。収穫を望むなら、毎回、地際まで刈り込むことで、脇芽が伸びて葉の収量が増える。

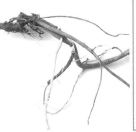

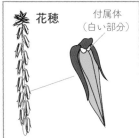

花穂　付属体（白い部分）

ヒカゲイノコヅチ
Achyranthes bidentata var. japonica

　本州～琉球の道ばた、林縁、畑地などに多い多年生。宅地や空き地など、ヒナタと一緒に暮らしていることも多い。

　ヒカゲイノコヅチの葉は厚みが薄く、横から見ると波打たず、直線状になる。また花の基部にある「付属体」はヒナタに比べると大きめになる。

　特段のこだわりがなければ、どちらも同じように利用できる。

　両者とも、ナマの葉を食べるとなんの感慨も湧かぬが、調理すると驚くような風味・香味を表現しはじめる。

　植物研究者の山下智道氏が「えび煎餅の香味があります」と教えてくれた。そんなバカなと一笑に付したが、試したところあまりの美味しさにびっくりした。

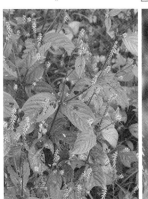
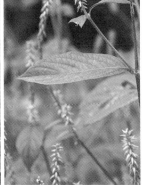

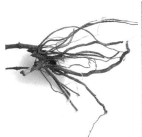
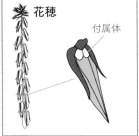

花穂　付属体

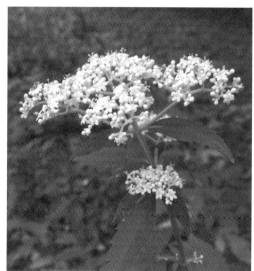

スイカズラ科オミナエシ属

オトコエシ

Patrinia villosa

性質

多年生

収穫

根・全草 ／ 8〜10月（薬用）

若葉 ／ 4〜6月（食用）

漢方薬・民間薬の一例

解毒、消炎、抗菌、膿の排出促進、
血行の改善、下痢止め など

食用

春のロゼットの葉や、初夏の柔らかな茎先が食
用に

🌿 日本の山野は〝男盛り〟

　オミナエシと比べると、図体が大きく毛
が多いことからオトコがついた。花も白色。

　北海道〜奄美に分布し、山野の道ばた
を豪華に飾っている。希少化するオミナエ
シと対照的に、そこらじゅうの山野ではオ
トコの花盛りとなっている。これが大変美
しい。

　解毒作用があり、血流を調えることでさ
まざまな不調を解消するとして、こちらも古
くから愛用される。独特の〝臭い〟をもつ
が、オトコ臭はいくらかマイルドなため、春
のロゼット、初夏の茎先、つぼみが食用と
なる。つぼみは天ぷらで、若葉や茎先は
塩茹でして、ややしっかりと水にさらしてか
らゴマや味噌と和える。夜の一品に加える
ことで、血の巡りをよくして、明日への鋭気
を養ってもよいだろう。栽培も容易で、こ
ぼれダネでよく殖える。

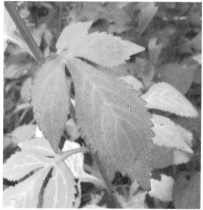

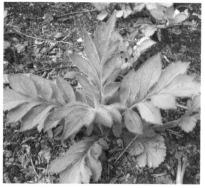

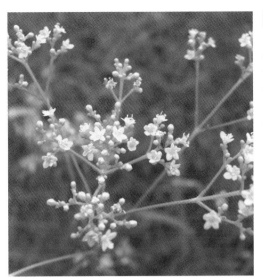

オミナエシ

Patrinia scabiosifolia

性質
多年生

収穫
根・全草 ／ 8〜10月（薬用）

漢方薬・民間薬の一例
鎮静、浄血、抗菌、消炎、腹痛の改善、
下痢止め、肝炎の改善、婦人病の症状緩和
など

食用

🌿 野辺から消え、街中に住む鎮静薬

　この仲間には優れた鎮静作用をもつものが多く、オミナエシもその代表格。ただ薬用成分を多く含む根や全草に「ユニークな悪臭」がある。花が大変美しいので、切り花として花瓶に挿すと、かなりキワどいワキガ臭が部屋中に充満する。鎮静どころか大騒ぎになる。

　乾燥させると臭いはさらに濃密となるが、これが腹痛や婦人病を和らげるとして、民間では広く重宝されてきた。

　全国の山野に分布するといわれるが、野生種と出逢うのは稀である。一方、栽培が簡単で、都市部でも普通に育つ。秋には多くの花壇で見ることができ、苗も流通するので、興味のある方はベランダ菜園などに招いてもよいだろう。

　華やぎが増えるほか、なぜかネコが喜ぶ。

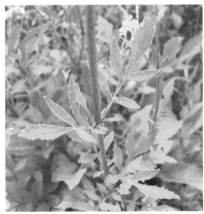

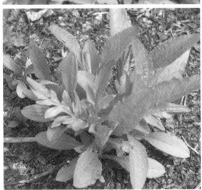

127

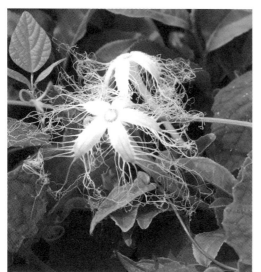

ウリ科カラスウリ属

カラスウリ

Trichosanthes cucumeroides

性質

多年生

収穫

根・果肉・種子 ／ 10～11月（薬用）

漢方薬・民間薬の一例

［根］浄血、利尿、あせもや湿疹の予防・治療
［果肉］しもやけ・あかぎれの改善
［種子］鎮痛、咳止め、去痰

🌿 冬ごもりの友達に

カラスウリは本州～九州のヤブや道ばたに多く住む。夏の夜に開花する花は、この世のものとは思えぬ幽玄な美しさが有名で、こよなく甘い芳香を夜風にたなびかせる。

晩秋から初冬にかけて、道ばたのヤブでは紅く実った可愛らしい果実が賑々しくぶら下がる。乾燥肌に悩む方は、この実を割って果肉を取りだし、患部に塗ると心地よく改善することがある。果肉を市販のクリームなどに混ぜて使うと、香りもよく、使い勝手もよい。

種子をお茶にすれば、カゼのひきはじめに症状の緩和が期待でき、鎮痛作用によって苦痛が和らぐこともある。

カラスウリを食用にする方もいるが、安全性の詳細は不明。基本的に苦味が強い。

我が家では玄関先に飾って愉しんでいる。

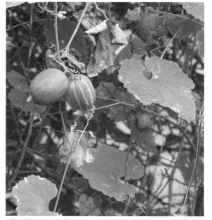

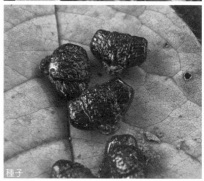

種子

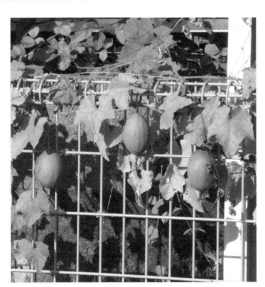

キカラスウリ

Trichosanthes kirilowii var. japonica

性質

多年生

収穫

根・種子 ／ 10〜11月（薬用）

漢方薬・民間薬の一例

[根] 解熱、咳止め、口の渇きを癒す
[種子] 解熱、咳止め、去痰

食用

柔らかな若い葉は天ぷらに。塩茹でして和え物、炒め物に

✿ ハイセンスで華麗な薬草

都内の河川敷ではじめて見たとき、完全に園芸種だと思い込んだ。それが野生のキカラスウリ。葉姿だけでもぐびっと生唾を呑むほど妖艶。

全国の雑木林やヤブに自生する。カラスウリの葉も美しいが、キカラスウリはより洗練される。

こちらは若葉や柔らかい葉が食用になり、よく洗ってから天ぷらに。軽く塩茹でしてから白ゴマや味噌など好みの食材と和えたり、食べやすい大きさに刻んで炒め物にする。

薬用面では、種子の解熱作用、そして呼吸器系の腫れや痛みを緩和する。

根から抽出するデンプンは天花粉（テンカフン）と呼ばれ、湿疹、あせもなどの予防・治療薬として活躍する。とりわけ皮膚が敏感な小児向き。女性のメイクアイテムとしても注目を集めている。

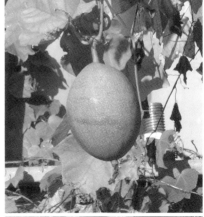

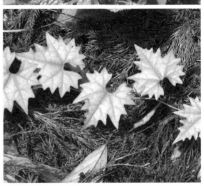

autumn
&winter

秋冬の薬草

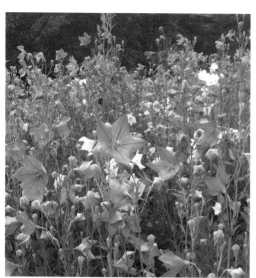

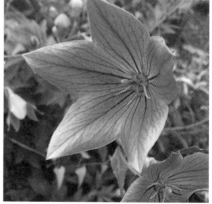

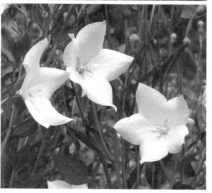

キキョウ

Platycodon grandiflorus

性質

多年生

収穫

根 ／ 6〜7、10〜11月（薬用）

漢方薬・民間薬の一例

鎮静、鎮痛、解熱、消炎、咳止め、去痰、ノドの腫れや痛みの緩和、下痢による腹痛の緩和 など

食用

中国と韓国では根が食用にされる

鑑賞によし、生薬によし

　とても身近な植物だが、野生のキキョウはまだ見たことがない。全国43都道府県で高度の絶滅危惧種に指定されている。山野からは刻々と消えつつも、畑地や庭先ではごくありふれた植物で、このあたり、キキョウ本人がどう思っておるのか、とても気になるところ。

　観賞用として見られることが多いけれど、この根を日干し乾燥させたものは漢方薬〝桔梗（キキョウ）〟とされ、なんと10種類もの漢方薬に配合される。とても重要な製薬原料で、市販ののど飴などでもお馴染みとなっている。とりわけ炎症を抑え、肺の機能を調える作用が高く評価され、咳止め、去痰で大活躍する。

　根をかじると苦く、エグ味が強い。中国などでは食用とするらしいが、よほどの腕前がないと美味しく食べるのは難しいだろう。

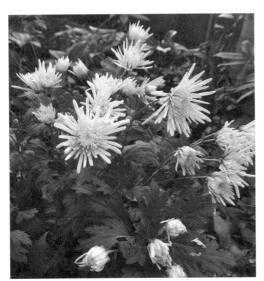

キクの仲間

Chrysanthemum morifolium ほか

性質

多年生

収穫

花 ／ 9～11月（薬用・食用）

漢方薬・民間薬の一例

解熱、解毒、鎮痛、消炎、頭痛・めまいの緩和、暑気あたりの予防 など

食用

花びらが食用にされる（多量摂取は循環器系障害を起こすリスクがある）

🌿 料理と健康に華やぎを添えて

「食用菊」は、ほんの少し触れただけでも華やぎに満ちたかぐわしい香りを放つ。

キクの花は、日本料理でもお馴染みの存在であるが、当たり前すぎて深く掘り下げることがないもの。

漢方薬〝菊花（キクカ）〟は、キクの花びらを乾燥させたもので、れっきとした医薬品原料になる。その適応症は上記のとおりで、守備範囲の広さにまず驚かされる。

ナマの花びらが料理に添えられるのも、華やぎを添えつつ、客人の健康を願ってのこと。眼精疲労や充血を改善する作用も知られてきたことから、現代人にはうってつけかもしれない。

一方で、過食や長期使用はかえって健康を損なうので注意が必要である。

身近にはキクの花があふれているけれど、わが国で薬用・食用に使われるのは「食用菊（写真）」と「シマカンギク（近畿以西に自生）」の「花びら」である。キクの花であればなんでもよいわけではなく、有害（刺激が強い）品種もあるのでご留意を。

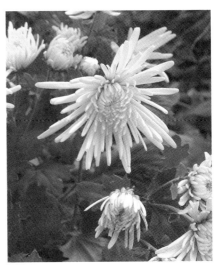

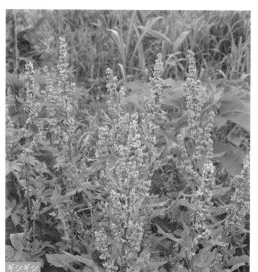

ギシギシ

タデ科ギシギシ属
ギシギシの仲間

収穫

根 ／ 10〜11月（薬用）
新芽・若葉 ／ 12〜4月（食用）

漢方薬・民間薬の一例

健胃、便秘の改善、抗菌、凝血、
皮膚疾患の改善 など

食用

新芽・若葉はお浸し、椀物に（利用は少量に
留めたい）

🌿 副作用が強いんです。

　全国の道ばた、荒れ地で、モニュメントがごとくソソり立つ大型植物。庭先や畑地に入ってくると、駆除が難しい雑草としておおいに嫌われている。

　野草料理や薬草の入門書で取り上げられることが多いものの、気をつけるべきことがいくつかある。

　この根を、治療が厄介な寄生性の皮膚病に外用すると解説されるが、専門医の指導が欠かせない。素人療法で利用し、症状が悪化したり、別のアレルギーを発症するケースが相次いで報告されている。

　便秘の解消目的で、やはり根が内服されたりするが、もともと刺激性が強いので、敏感な人はアレルギーを起こしやすくなる。

　ギシギシ類の薬草利用は避けておきたい。

🌿 ちょっと愉しい珍味です。

　ギシギシに期待する作用は、十分、ほかの薬草でまかなえる。期待すべきは、ちょっとした〝珍味〟であろうか。

　真冬から春にかけて、ギシギシは株の中心から新芽を伸ばす。寒さから新芽を守るため、薄い膜に取り囲まれているのでよく目立つ。これを丁寧に採取して、軽く水洗いし、サッと塩茹でする。酢味噌をつけたり、椀物の具に加えたり、できるだけそのままの味わいを残して愉しむのがキモ。つるっとしたヌメリ、爽やかな酸い味が美味である。別名オカジュンサイと呼ばれ、文豪たちに愛された冬の珍味。これもシュウ酸が多いので、ほんのちょっと、味わうくらいでちょうどよい。

　ギシギシは種類が豊富で、その見分けは難易度が高め。基本種は右図のとおり。

ギシギシ類は「結実」を見て識別するのが基本

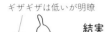

ギザギザは低いが明瞭

結実

葉

ギシギシ

ギザギザが突きだす

葉脈に
赤みが差す

エゾノギシギシ

ギザギザは不明瞭

葉の縁が
細かく波打つ

ナガバギシギシ

小さくて細長い

アレチギシギシ

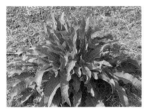

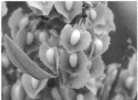

ギシギシ
Rumex japonicus

　全国に分布する多年生。探すと思いのほか少ないのが実情で、交雑種が多い。葉の色が明るい緑色で主脈が白っぽい。新芽はオカジュンサイになる。

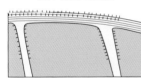

葉の裏側の葉脈

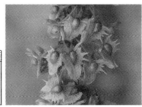

エゾノギシギシ
Rumex obtusifolius

　ヨーロッパ原産で全国に帰化。葉の表面に赤みが差したような感じで、主脈も赤色になる。葉の裏の主脈を見ると微細な凹凸が並ぶ。新芽はオカジュンサイ。

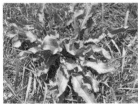

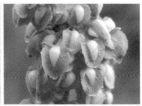

ナガバギシギシ
Rumex crispus

　ヨーロッパ原産で全国に帰化。葉の縁が細かく波打つのが特徴。根が咳止め、去痰、気管支炎などに使われる西洋ハーブだが、内服には専門家の指導を。

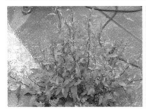

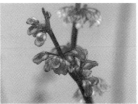

アレチギシギシ
Rumex conglomeratus

　ヨーロッパ原産で全国に帰化。茎がたくさん枝分かれして、散らかったようにわしゃしゃと茂るのが特徴。
　薬用・食用にはされない。

autumn
& winter

秋冬の薬草

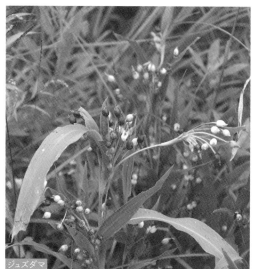
ジュズダマ

イネ科ジュズダマ属
ジュズダマ

性質
1年生

収穫
果実 ／ 10〜11月（薬用）

漢方薬・民間薬の一例
鎮痛、消炎、利尿、むくみの改善 など

食用
果実を採取してお茶にする。このお茶は料理にも応用可

とても美味しい〝野草茶〟で

ジュズダマを子どもに教えると、「じじゅまだ、じゅじゅまだ！」とロレツも怪しく雄叫び一声、喜び勇んでたくさん収穫してくれる。ツヤツヤした硬い実を集めるのは大人でも愉しい。

川辺、田んぼの用水路などに超然と立っており、秋が深まるにつれ、艶がある美しい果実を鈴なりに飾る。工芸作家がアクセサリーの素材に愛用するほど頑丈で、可愛い。

この果実でお茶を淹れると、びっくりするほど芳ばしく、ウマ味にあふれ、心がほこほこしてくる。硬い果実を割って、中身だけを取りだし、軽く炒ってからお茶にするのが王道。それが面倒な場合、割らずに炒っても美味しいという。このお茶、肉料理などの下味にしたり、煮物料理の風味づけなど、あらゆる場面で活躍する。

愛され続ける漢方薬

漢方薬から健康飲料でも愛されるハトムギ。その生みの母はジュズダマである。

漢方薬名を〝ヨクイニン〟というが、ハトムギの名のほうが通りがいい。さまざまな不調を調えてくれるともてはやされるが、企業の宣伝文句はさておき、〝美味しいお茶〟で〝ホッとする〟ことに異論はない。

ハトムギは巨大に育つ種族で、大人の身の丈を優に超える。生育がよくないものはジュズダマとそっくりだが、果実を見れば区別がつく（右図）。

ハトムギは、果実を割って中身を乾燥させたものを利用するが、割らずにそのまま乾燥させても作用は変わらないようである。どうやら外身にも特殊な有効成分が含まれているようだ。あますところなく味わいたい。

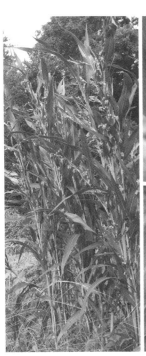
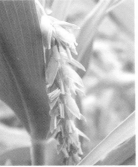
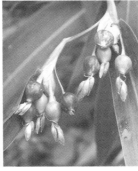

ジュズダマ
Coix lacryma-jobi

　熱帯アジア原産の帰化植物。全国の川辺、田んぼのまわりなど、水気が多い場所に広く野生化する1年生。大型の植物で、ときに2mまで育つことがあるようだが、たいていは160cmほど。秋を迎え、結実するようになると、大変よく目立つ。

　おはじき代わりに遊んだり、ひもを通して数珠つなぎにしたり、遊び甲斐も満点。この結実を集め、そのままでもよいし、フライパンや土鍋で炒ってから淹れるお茶は、鎮痛、消炎、利尿作用がある薬湯になる。漢方薬のお茶は、たいていマズくて忍耐を強いられるけれど、これは痛快なほど美味。毎年、同じような場所に生えてくるので、覚えておくと秋の愉しみが増える。

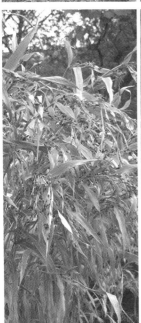
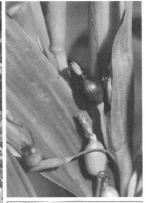
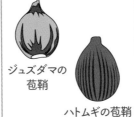

autumn
& winter

秋冬の薬草

ハトムギ
Coix lacryma-jobi var. *ma-yuen*

　インドシナ半島原産の1年生の栽培種。果実は漢方名〝ヨクイニン〟。適応症や作用はジュズダマよりはるかに広い。基本的には血流を改善し、炎症反応を鎮め、老廃物や異物の排出を促す作用が高い。

　具体的は、強壮、鎮痛、消炎、筋肉の痙攣の鎮静、むくみの改善、膿の排出促進など。

　外見は母種であるジュズダマとよく似ている。地方の薬草園では「ハトムギ」の名札がついたエリアにジュズダマが茂っていることがある。結実（苞鞘）に爪先を立てたとき、すぐに割れたらハトムギで、固くて割れないのがジュズダマ。見た目でも、光沢がなく縦じまが目立つのがハトムギで、ジュズダマは全面がツルっとして縦じまがボヤける。

ジュズダマの
苞鞘

ハトムギの苞鞘

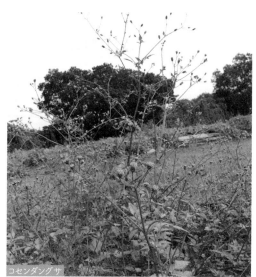
コセンダングサ

キク科センダングサ属

センダングサの仲間

性質
1～多年生

収穫
地上部 ／ 9～11月（薬用）
茎葉・つぼみ ／ 5～10月（食用）

漢方薬・民間薬の一例
＜コセンダングサ＞
鎮痛、解熱、消炎、腹痛、下痢の改善、
咽頭炎の改善、肝炎・急性腎炎の改善 など

食用
茎葉は天ぷらに。塩茹でして和え物、炒め物などに

痛々しいペインキラー

　日本におけるこの仲間は、とにもかくにも嫌われている。どこにでも潜り込み、際限なく殖えるのだ。世界中の評価もおよそ同じだが、一方で食用・薬用の研究も進む。

　現代の日本人には奇異に映るが、雑草として極めて厄介なコセンダングサは、国内でも以前から民間薬として高く評価される。上記の作用はすべてコセンダングサの例で、いろいろな〝痛み・辛さ〟を和らげる作用が知られてきた。

　庭先、家のまわり、畑地で猛威を振るうのはおもにコセンダングサ。あまり一般的ではないが、この若葉を食用にすることができる。見た目と違い、思いのほかクセがなく、食べやすいことに驚く。どれほど食べても、きっと、ちっとも減ってやくれない。

身近な自然の奥深さ

　コセンダングサは、観察者や研究者をひどく悩ませるほど変化に富む。どこまで細かく区別するかは国や地域の学者によって違う。それは学者に任せるとしても、コシロノセンダングサというタイプは、薬草としての使い方に違いがあるので悩ましい（右図）。

　日本にはたくさんの仲間が住んでいるけれど、ひとまず右図に挙げた〝存在〟を、まず〝なんとなく〟知っていただけたらよいと思う。

　オオバナノセンダングサ（別名タチアワユキセンダングサ）は、近年、本州の内陸部まで勢力を広げてきた種族であるが、沖縄地方では食用とされ、ミネラル分、食物繊維、ビタミン類が豊富な健康食材として注目を集めたりする。道ばたの雑草が、見方ひとつで「まるで別物」に見えてくる。

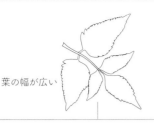
葉の幅が広い

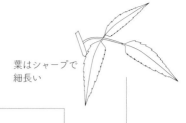
葉はシャープで細長い

花　実のトゲ

コセンダングサ

コシロノセンダングサ

オオバナノセンダングサ

アメリカセンダングサ

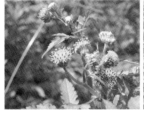
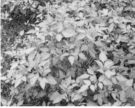

コセンダングサ
Bidens pilosa var. *pilosa*

　熱帯アメリカ原産の1〜多年生。本州〜琉球に分布。繁殖力が極めて高く、形態や性質に変化が多い。食用・薬用としての評価は高め。

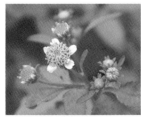
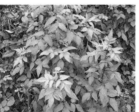

コシロノセンダングサ
Bidens pilosa var. *minor*

　コセンダングサの変種で白い花びらをつける。薬草としてはコセンダングサと同様の作用に加え、胃痛、消化不良、打撲傷には本種が向くとされる。繁殖力が強く、各地でよく見かける。

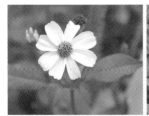
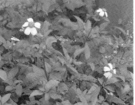

オオバナノセンダングサ
Bidens pilosa var. *radiata*

　琉球のほか温暖な太平洋沿岸に分布。別名タチアワユキセンダングサ。近年、内陸部でも広がる。白い大きな花びらが特徴。さし草という名で栄養価が高い食材として注目される。

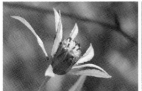
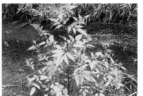

アメリカセンダングサ
Bidens frondosa

　北アメリカ原産の1年生。水気が多い環境に育つ。海外では茎葉が食用とされ、アジア圏で下痢止め、抗マラリアなどに利用される。日本では利用されない。

autumn
&winter

秋冬の薬草

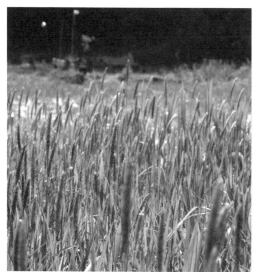

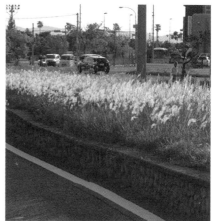

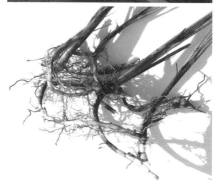

イネ科チガヤ属

チガヤ（フシゲチガヤ）

Imperata cylindrica var. koenigii

性質
多年生

収穫
根 ／ 10〜11月（薬用）
根・花穂 ／ 3〜5月（食用）

漢方薬・民間薬の一例
止血、消炎、利尿、膀胱炎の改善、
血尿の改善、むくみの改善 など

食用
根には甘味があり生食できる。幼い花穂も甘く
生食可

幾千万の白銀の花穂は

　春と秋、全国の里山から大都会の中央分離帯で、無数の白銀のしっぽが風に踊る。

　チガヤ（千茅）は駆除が厄介な雑草として嫌われるが、一方で、この根を乾燥させたものは〝茅根（ボウコン）〟と呼ばれ漢方薬の原料にされる。中国では腎臓炎に対して良好な治療結果を得たといい、とりわけ消炎作用と利尿作用が高かったと報告する。

　チガヤの根を掘り、かじってみると、甘い。かつて子どもたちが野遊びのオヤツとしたのがよくわかる。春と秋に、茎の途中から花穂が伸びてくるのだけれど、いまだ薄い膜にくるまれた小さな花穂がまた甘く、歯ごたえがモチモチして愉しい。花穂がちょっと伸びてしまうと、味も素っ気もない毛のカタマリになる。

　オヤツを愉しむのにも気が抜けない。

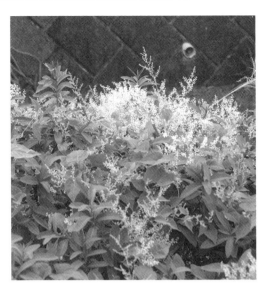

ツルドクダミ

Fallopia multiflora

性質

つる性多年生

収穫

根（塊根）／ 10月（薬用）
茎 ／ 随時（薬用）
若葉／ 4〜6月（食用）

漢方薬・民間薬の一例

［塊根］強壮、整腸、便秘の改善、慢性胃腸炎の改善、腰・膝の痛みの緩和
［茎］鎮静、不眠の改善 など

食用

若芽・若葉を天ぷら、お浸しで

🌿 清楚で華やか。装飾的薬草です

　薬草として中国から導入されたつる性の多年生で、いまでは各地で野生化が進む。夏から秋にかけて、道ばた、雑木林、河川のそばで、愛らしい純白の小花を小雪が降り積もるように咲かせる。その可憐さから園芸種としても人気がある。

　葉の姿がドクダミ（P.108）に似るのでその名がある。根っこが太った部分（塊根）が漢方薬〝何首烏（カシュウ）〟として使われる。

　おもな作用は上記のほか、慢性肝炎の治療、痔の治療にも使われ、なかには「毛が黒くなる」として育毛剤にも配合される。

　身体にあえば素晴らしい万能薬として活躍するが、個人差が大きい。味は渋くて苦い。

　春に伸びてくる若芽や若葉は天ぷら、お浸しで愉しむことができ、花の姿も美しいので、いっそのこと一緒に暮らしてみるのは悪くないアイデアだ。

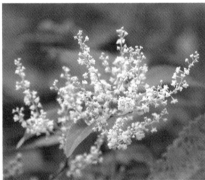

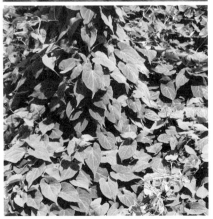

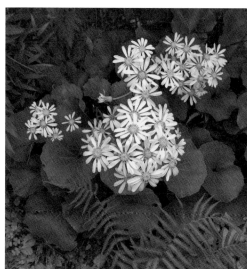

キク科ツワブキ属

ツワブキ

Farfugium japonicum

性質
多年生

収穫
茎・根 ／ 10～11月（薬用）
若葉 ／ 3～4月（食用）
花・つぼみ ／ 10～11月（食用）
葉の柄 ／ 随時（食用）

漢方薬・民間薬の一例
健胃、食中毒（魚類）の予防、湿疹など皮膚炎の改善、痔の症状緩和 など

食用
各部位は天ぷら、煮物などで

庭先に植えられるワケ

　ツワブキとその仲間は、各地の沿岸地域に野生するけれど、街中や庭先でたくさん見かける。おもに園芸用とされるが、もともとは「困ったときのお助け薬草」として身近に置いたのだろう。上記の薬効を見るかぎり、四季折々、活躍する場面が多い。

　食用としても、春の若葉から冬の花までが美味しい食材となり、葉の柄の場合、ほぼ一年中食べることができる。

　小さな若葉は、よく洗ってから天ぷらに。

　葉の柄は、しっかり塩茹でして水にさらし、お浸し、和え物、炒め物、煮物に使える。

　花とつぼみは天ぷらで。つぼみのほうが食べやすく、美味しい気がする。

　ツワブキは生命力が大層強く、そして近くにいてくれると大変心強いのである。

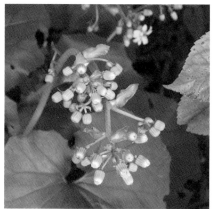

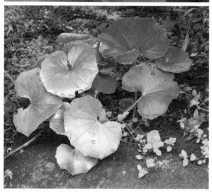

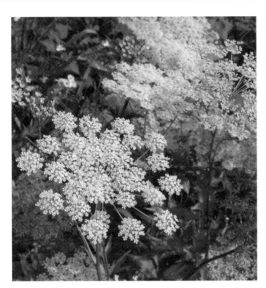

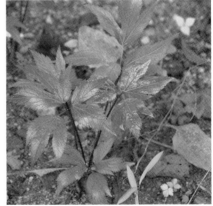

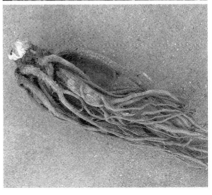

トウキ

Angelica acutiloba

性質

多年生

収穫

根 ／ 11月（薬用）

漢方薬・民間薬の一例

強壮、鎮痛、鎮静、浄血、生理痛・月経不順の
改善、貧血や冷え性の改善、腹痛の緩和 など

食用

葉がお茶で愉しまれるほか、スパイスとしても応
用できる

autumn
&winter

秋冬の薬草

香りの高い婦人薬

〝当帰（トウキ）〟は多数の婦人病薬に配
合される漢方薬原料。そのむかし、なかな
か子宝に恵まれない女性が実家に戻ってト
ウキで療養する。すると体調が整い、喜び
勇んで夫のもとに帰る──といった由来が
伝わる。

現代でも人気は高く、トウキのお茶を淹
れると、ご婦人方はその香りと風味を大変
喜ぶ。わたしを含め、ある種の男性には
まったくピンとこない香りである。

血の巡りをよくしてくれるので、貧血や冷
え性の改善のほか、現代病の眼精疲労にも
効くようだ。眼圧を下げる作用が知られ、す
ると液晶画面を睨みすぎてギューッとした辛
さを楽にしてくれるのかもしれない。

山野に野生するが、普通は薬用に栽培
される。苗が市販され、自宅での栽培も
可能。

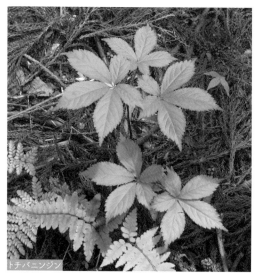
トチバニンジン

ウコギ科トチバニンジン属

トチバニンジン

Panax japonicus var. japonicus

性質

多年生

収種

根 ／ 9〜11月（薬用）

漢方薬・民間薬の一例

＜トチバニンジン＞
滋養、強壮、鎮静、解熱、抗ストレス性潰瘍、
食欲不振や消化不良の改善、去痰、
腹痛の治療 など

🍂 日本産〝ニンジン〟はご機嫌ナナメ

　丘陵や山地に育つ重要薬草で、漢方名を〝竹節人参（チクセツニンジン）〟という。江戸時代からオタネニンジンの代用とされ、滋養強壮作用はやや劣るも、咳止め、解熱、健胃作用はオタネニンジンより優秀とされる。

　葉を噛むと「これぞ漢方薬」という濃厚なクスリ味で飛び上がるが、根はさほどでもない。この重要な根は、年に1cm伸びるかどうかで、成長が極めて遅い。試験栽培すると「生きる気力」を疑うほど、成長してくれぬ。ちょっとでも気に喰わぬと、即刻自害する。自生する山野でも、環境が悪くなると足早に消えるので、出逢える機会は少ない。薬草の王女様は、いつもご機嫌が麗しくない。

　個体数は少ないが、なんてことない山の道ばたに、唐突にポツンと生えていたりする。

🍂 高級生薬も〝使い方〟で台無しに

　オタネニンジン（別名チョウセンニンジン）は中国・朝鮮半島原産の栽培種。近年、苗が販売されるようになったが難易度はかなり高い。

　本種は心身に起こるさまざまな不調を和らげ、気力・体力の根源に活力を与え、胃腸の不具合もしっかり調える——さながら魔法薬のような活躍を見せてきた。

　一方で、身体にあわない人が確かにいる。まず身体が頑健な人には「向かない」傾向がある。心臓がバクバクし、気分が悪くなり、不眠になったりする。

　不安やうつを抱える人も、症状が一時的に悪化するケースが知られる。健全な人も過剰摂取で頭痛、うつ、不眠に悩まされることもあるようだ。専門家が指導する用量・用法を守り、ぜひ安全で心地がよいお付き合いを。

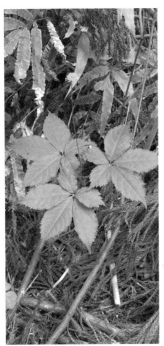

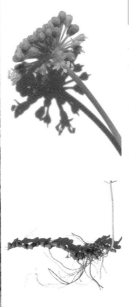

トチバニンジン
Panax japonicus var. japonicus

　北海道〜九州の丘陵や山地に自生する。すっと立ち上がった茎から、数枚ほどの葉を広げる。

　1枚の葉は5つの小葉に分かれている。小葉はそれぞれシャープに尖り、葉の縁が細かいノコギリの歯のようにトゲトゲして見える。とてもカッコがよい。

　発芽した年は1枚しか葉をつけず、機嫌が悪いと2年目も1枚だけにする。葉の数が多いほど年齢を重ねている証しとなり、収穫期の目安になる。

　薬用される根はエンピツほどの太さ。つまり個人利用でも必要量を確保するには相当数の株を育てねばならない。

　育成には常にトチバニンジンのご機嫌取りが必要で、胃が痛く、気が重くなり、心身にとてもよくないので、ヤメた。

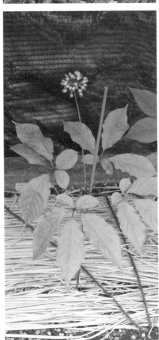

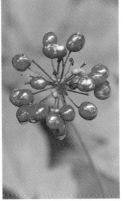

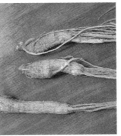

オタネニンジン
Panax ginseng

　中国・朝鮮半島原産の栽培種。別名チョウセンニンジン。見た目は日本のトチバニンジンとそっくりだが、根が立派に太る。

　滋養強壮薬として名高く、疲労回復、健忘症の改善、倦怠感の除去、めまいの改善、鎮痛、鎮静、下痢や嘔吐の治療など、代表的な作用だけでも信じがたいリストになる。

　生薬原料とするには、通常、5年以上栽培されたものがよいとされるが、実際は環境や生育状態によって変わる。

　生薬原料にしない場合、あるいは弱い株の場合、2年くらいで収穫する。これを天ぷらで食べると〝珍味〟。味わいは「まさに漢方薬」といった感じ。食後まもなく「へえ！」と驚くほど身体の奥からホカホカしてくるからおもしろい。

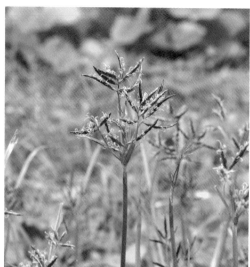

ハマスゲ

Cyperus rotundus

性質

多年生

収穫

根（肥大部）／ 10〜11月（薬用）
全草 ／ 5〜11月（薬用）

漢方薬・民間薬の一例

鎮痛、慢性胃炎・神経性胃炎の治療、十二指
腸潰瘍の治療、生理痛・月経不順・更年期
障害の症状緩和、皮膚疾患の改善 など

知る人ぞ知る〝ありがたい雑草〟

　関東〜琉球の草地や畑地に「群舞」す
る果てしなく地味な草。しかし植物屋はこ
の美しさに恍惚とし、ひとたび愛でてから
根から引っこ抜く。実は難駆除雑草で、耕
運機などで細切れにすると、そのぶん殖え
てしまう。手間はかかるが、丁寧に向きあ
うのが近道で。

　引っこ抜くとき、ふわっと、柑橘系の爽
やかな香りが立つことがある。根の太った
部分が〝香附子（コウブシ）〟と呼ばれ、
漢方薬の原料とされる。注目すべきが鎮
痛作用。

　ストレス性胃炎など、胃の痛みや不快感
を緩和するほか、女性特有の痛みや悩み
をも緩和することが知られてきた。おもに
根を使うが、全草を煎じたものも皮膚のト
ラブル（かゆみ止めなど）に使う。

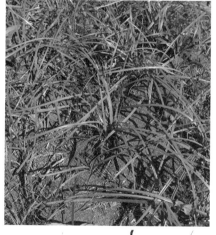

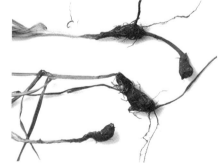

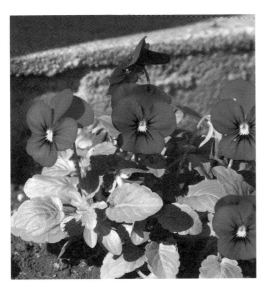

パンジー

Viola × wittrockiana

性質

1年生

収穫

茎葉・花 ／ 11〜5月（薬用）

漢方薬・民間薬の一例

強壮、消化不良、利尿、浄血、便秘の改善、
皮膚発疹の改善 など

食用

花は食用にすることができる。種子・根は有毒
調理例（P.170）

いろいろもどかしい恋の妙薬

いまから200年前、熱狂的な植物愛好
家たちが作出した園芸種。サンシキスミレ
を母種として、さまざまな野生種と交配さ
せて産みだされたもの。ヨーロッパ人はパ
ンジーの可憐さに酔いしれるあまり〝恋の
妙薬〟としていたことも。

「なにがパンジーで、どれがビオラ?」と
悩んでしまうが、分類学的には大差ない。
園芸的に「花が大きいのがパンジーで、
小ぶりなのがビオラ」とする傾向がある。

薬用植物の文献では、パンジーの利用
法は上記のようになるが、園芸店にズラリ
と並んだ交配パンジーに、どこまで薬効が
期待できるのかは、正直、わからない。

種子と根にビオリンという有毒成分が含
まれることから、全草にも少なからず見ら
れるはずで、多量摂取・連続使用は避け
たほうがよい。

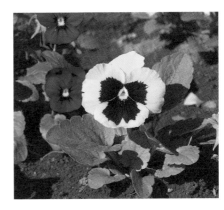

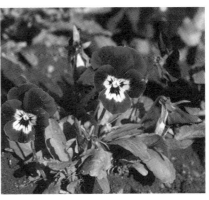

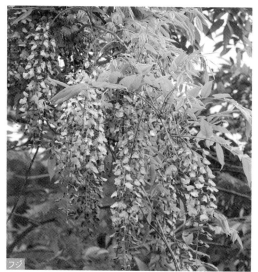
フジ

マメ科フジ属

フジの仲間

Wisteria floribunda / W. brachybotrys

性質

つる性落葉低木

収穫

樹皮の瘤 ／ 随時（薬用）
葉・つぼみ ／ 4～6月（食用）
結実 ／ 11～2月（食用）

漢方薬・民間薬の一例

下痢止め、口内炎の改善、歯肉炎の予防・改善、扁桃炎の緩和 など

食用

若葉、つぼみを天ぷらで。マメの利用は地元の手慣れた人に指導を受けたい　調理例（P.171）

〝美味しいお誘い〟にご用心

　身近な野生のフジには種類がある。つるの巻き方を正面から見たとき、S字状に巻き、花穂が長く垂れるものをフジ（本州～九州）と呼ぶ。つるの巻き方がZ字状で、花穂が寸詰まりのものはヤマフジ（近畿以西）。つるの巻き方には例外もある。

　つるの樹皮にできる瘤を採取し、日干し乾燥させたものは消炎作用がある民間薬とされる。一般には別の部分を食用で活用する場面が多い。春先にぷっくり膨らんだつぼみは天ぷらで。運がよいと優しい甘味とフジの香りを愉しめる。気をつけるべきは種子。美味しいことから食用にされるが、ドイツで女性や子どもが中毒を起こしている。日本での中毒事例を聞かないのは「少しだけにしなさい」との戒めを守る人が多いから。中毒すると激しい嘔吐・腹痛・下痢で苦しむので注意したい。

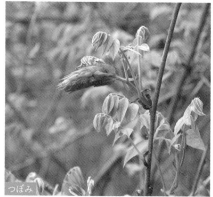
つぼみ

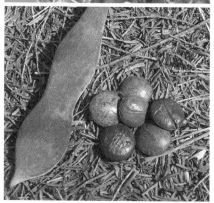

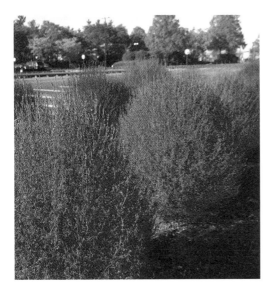

ヒユ科ホウキギ属

ホウキギ

Kochia scoparia var. scoparia

性質

1年生

収穫

果実 ／ 9～10月（薬用・食用）
葉 ／ 随時（食用）

漢方薬・民間薬の一例

強壮、解毒、下痢止め、むくみの改善、
疥癬の改善 など

食用

葉は和え物、炒め物で。実は佃煮や和え物で
美味

美しくて愛らしく、そして美味しく

　広い地域で園芸用に栽培される。宅地
や畑地で、柔らかな緑がまるっこく、こん
もりと茂る様子がたまらなく愛らしい。

　秋に実る小さな結実は、なかなか美味
しい食材である。せっせと集め、30分ほど
塩茹でしてから水に浸す。軽く揉むと外皮
がするりと剥けるので、中身だけ集めて佃
煮に。あるいは大根おろしやオカカとあわ
せ、おしょう油をお好みで。ぷりぷりした爽
快な食感が愉しい。これには強壮作用が
知られるほか、解毒、下痢止めに使われ
る。身体にうまくあったら、これほどウマい
話もない。

　葉もクセがない食材で、軽く塩茹でして
から和え物、浸し物、炒め物で。「まるっ
とこんもり」を無残に切り刻むのが心苦し
い方は、そのまま秋の結実を待ってから愉
しみたい。

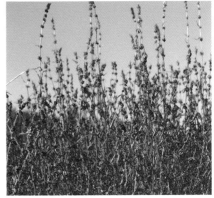

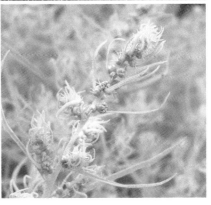

autumn
&winter

秋冬の薬草

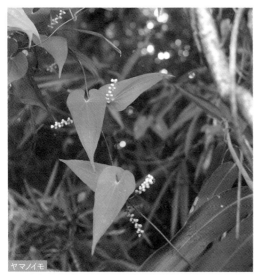
ヤマノイモ

ヤマノイモ科ヤマノイモ属

ヤマノイモの仲間

性質

多年生

収穫

根 ／ 10〜12月（薬用・食用）
ムカゴ ／ 9〜11月（食用）
葉 ／ 5〜10月（食用）

漢方薬・民間薬の一例

滋養、強壮、下痢止め、寝汗を引かせる など

食用

根は美味な食材。葉やむかごも美味しく食べられる

🌿 高級食材〝自然薯〟の煩悶

ヤマノイモは、おもしろい生き物である。

毎年、同じところに生えてくるが、全身の9割以上が1年ごとに作り変えられる。根っこの上端部だけが「多年生」で、残りすべてが1年で枯れる。

自然薯は、前年に貯め込んだ栄養をすべて全身の育成に捧げることで萎んでゆき、新たに生産した栄養分は新たなイモをこさえてそこに貯蓄する。なんだかピンとこないかもしれないが、自然薯は、毎年わざわざ新しく作りだされる新築なのだ。これを乾燥させたものが漢方薬〝山薬（サンヤク）〟になる。

したがって、いつ掘りだしてもよいわけではなく、最上の自然薯は地上部が枯れた初冬に収穫シーズンを迎える。これが望外なほど美味であるがゆえ、収穫競争が激化。地主とのトラブルが絶えない。

🌿 地上部も美味

わたしたちフィールドワーカーは、トラブルに巻き込まれぬため、自然薯掘りはしない。その代わり、散策の途中でツルを採取したり、小さなムカゴをつまんで野趣を愉しむ。とりわけムカゴはちっこい自然薯のようで、豊かな滋味にあふれ、ご飯に炊き込んだり、椀物の具、炒め物、煮物料理にもよくあう。少し塩茹でしたりボイルすると、ほくほくした幸せな食感が愉しめる。葉の天ぷらやお浸しも、また違った味わいがあって、存分に自然界の恵みを享受できるのだ。

注意すべきは「見分け方」。意外と多くの人が間違えており、毒草のオニドコロなどを採取する。少量なら無害・軽傷ですむが、嘔吐、激しい胃痛、熾烈な下痢を起こすこともある。この機会にぜひとも知識を整理しておきたい。

ヤマノイモ	オニドコロ	ナガイモ

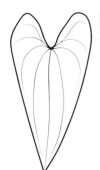
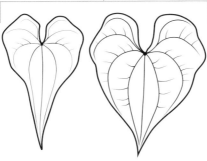
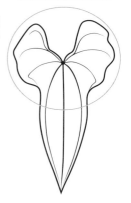

葉の形は変化に富むが葉脈の「彫り」
が深く葉面に横皺が目立つ

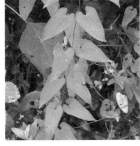
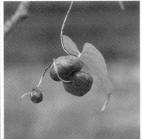

ヤマノイモ
Dioscorea japonica

　本州～琉球のヤブや雑木林に育つ
多年生。葉は2枚が対になってつく（対
生）とする文献もあるが、互い違いにつく
（互生）こともよくある。野辺や山野には
そっくりなものが多いので、葉の形、花の
姿をしっかり確かめたい。秋・冬の根
は、〝山薬（サンヤク）〟と呼ばれる。

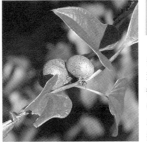

ナガイモ
Dioscorea polystachya

　本州から琉球の広い地域に自生する
多年生。ヤマノイモと同じ環境に育つ。
葉の基部が「耳状に張りだす」のが特
徴。葉も食用となり、美味しいムカゴもつ
ける。有毒なオニドコロの仲間と雰囲気
が似るので、慣れぬうちは開花するまで
採取は避けたほうがよい。

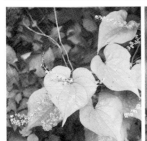
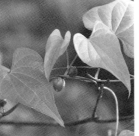

オニドコロ
Dioscorea tokoro

　北海道～九州のヤブや道ばたにたく
さん育つ多年生。庭先にも侵入する。開
花の姿がまるで違うので、まずはこの時
期によく見ておきたい。若い苗の葉姿は
ヤマノイモに、成長した葉はナガイモに
似るため、多くの人が間違える。ムカゴに
も違いがありゴツゴツするのが本種。

autumn
& winter

秋冬の薬草

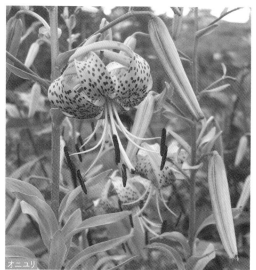
オニユリ

ユリ科ユリ属
ユリの仲間

性質
多年生

収穫
鱗茎 ／ 9〜11月（薬用・食用）

漢方薬・民間薬の一例
＜オニユリ＞
解熱、鎮静、咳止め、去痰、消炎、利尿 など

食用
鱗茎（ユリ根）、つぼみ、花が食用にされる

庭先の〝ココロの平安〟

　まるで炎が揺らめくような妖艶な花びら。

　酷暑の炎天下でオレンジ色の気炎をあげる姿は、時にひどく暑苦しく思えるのだけれど、大輪の花をこれほどたくさん咲かせる姿にはなにか尋常ならざるものを感じるのである。

　オニユリが何年もかけてせっせと膨らませたユリ根は、漢方の世界では〝百合（ビャクゴウ）〟と呼ばれ、カゼの治療などに用いられてきた。とりわけ肺の炎症を抑える作用により、咳を鎮め、去痰を促して快復に向かわせる。

　花の姿こそ炎上したかのようであるが、ユリ根には精神を平静に戻す鎮静作用が知られる。なにかショックを受けたり、興奮して神経が高ぶり続ける人に、ビャクゴウが処方されてきた。

ユリ根にもいろいろ

　オニユリのユリ根は、ちょっとクセがある。薄いウロコが重なり合ったような姿をしており、一番外側の部分には強い苦味がある。これを取り除いたら、よく洗い、茶色いシミのような部分を削ぎ落とし、そのままかき揚げ、麻婆豆腐の具、炒め料理、茶碗蒸しの具などに加えてみたい。

　食材としての美味しさは、よく似たコオニユリに人気が集まる。一般に〝ユリ根〟と呼ばれて珍重されるものは、コオニユリ（栽培種）から採ったもの。これも民間薬として活躍する（右図）。コオニユリも庭先や畑地でよく栽培されている。

　ヤマユリはすっかり貴重種となったが、これも薬用・食用とされ、多産する地方では人気の薬膳として愉しまれる。

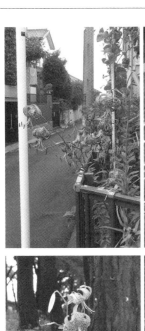
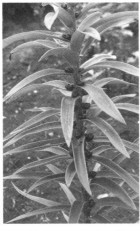

オニユリ
Lilium lancifolium

　中国原産。園芸種として各地で広く栽培される。葉のつけ根に「黒っぽいムカゴ」をつけるのが特徴。これを食用にする人もあるが、苦味があり、美味しいものではない。オニユリの根もしばしば苦味を帯びるので、しっかり洗ってから味見をして、後味が気になるようだったら、一度、軽く塩茹でしてみるのも一手である。

　カゼを引いたときは、日干し乾燥させたユリ根を煎じたものが飲まれてきた。苗が市販され、栽培は容易。

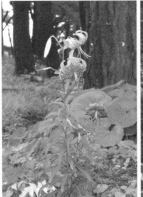
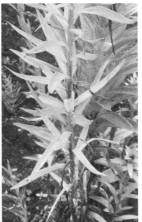

コオニユリ
Lilium leichtlinii f. *pseudotigrinum*

　北海道～九州の丘陵や山地の湿った草地に自生する。栽培が容易なので庭先や畑地で育てられる（野生種の採取は避ける）。葉がオニユリと比べて細く、花もこぶり。なによりも葉のつけ根に「ムカゴをつけない」ことで見分けがつく。

　ユリ根はオニユリと同じく肺の正常化を助け、解熱、消炎、去痰作用があり、鎮静作用も知られる。変わった使い方としては、花粉をゴマ油で練ったものが外傷やあかぎれの治療薬とされてきた。

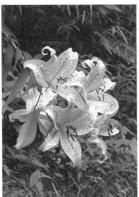
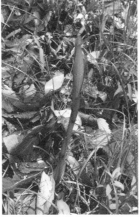

ヤマユリ
Lilium auratum var. *auratum*

　近畿地方より東側の丘陵・山野に自生する。世界中の植物愛好家を熱狂させる魅力をもち、明治期には日本経済を支えるほど外貨を稼ぎだした。民間薬としての特徴は、滋養強壮作用が有名。打ち身、腫れ物の治療にも使われるほか、解熱、消炎、去痰作用などはオニユリと同じ。

　食用としては〝珍味〟で、食べる機会はそうそうない。乱獲が横行するので各地での警戒感が強まっている。野生種の採取は大きなトラブルとなるので絶対避けたい。

秋冬の薬草

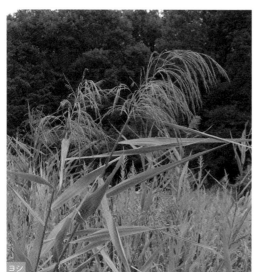

ヨシ

イネ科ヨシ属 / クサヨシ属

ヨシの仲間

性質

多年生

収穫

茎・根 ／ 9～12月（薬用）
若芽 ／ 3～4月（食用）

漢方薬・民間薬の一例

＜ヨシ＞
消炎、止血、利尿、便秘の改善、しゃっくり止め、
魚肉・馬肉中毒の予防・治療 など

食用

春の新芽をタケノコと同じように茹でて

どっちでもヨシ

全国の水辺が、彼らの楽園である。

「ヨシとアシはどこが違うのですか？」という質問をよく受ける。同じ植物である。混乱の原因は、業界用語が飛び交うせいもあろう。むかしから品質の良し悪しを評して、地域ごとに呼び名が変わるのである。

葦（アシ）と書くが、「悪し」に繋がるとして「ヨシ」と呼び変える人が多かった。標準和名も近年まで「アシ」であったが、いまでは「ヨシ」に変わった。どちらで呼んでも差し支えない。

川辺に茂る様子は、それはもう壮大。秋の開花期は、ぼーっと眺めていると、はるか遠くまで心が飛ばされる感覚に襲われ、それがまた心地よいもの。これが薬用になることは、あまり知られていない。

どちらを見てもヨシばかり

ヨシの茎と根っこを、よく洗って日干し乾燥させる。これを煎じて飲むことで、上記のような作用をもつ民間薬とされてきた。魚や馬肉の食中毒の治療に使われるだけでも驚きであるが、「しゃっくり止め」というのは極めつけ。薬草の作用としてはかなり珍しい。

文献では春の新芽が食用になるとあるが、食べたことがなく、食べた人も知らぬ。

さて、河原などの水辺は、ヨシですっかり埋め尽くされているかに見える。そこにはツルヨシやクサヨシという、そっくりな種族が混生していることが多い。建築関係者やクラフト作家は、品質問題にかかわるため、必ず見分けて欲しいのだが、一般の方がなんとしても見分ける必要に駆られる情況というのは、想像するのも難しい。知らずに過ごすのもヨシ。

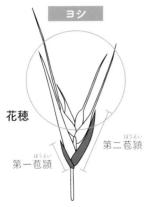
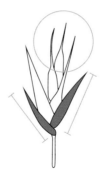
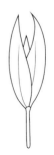

| ヨシ | ツルヨシ | クサヨシ |

花穂

第二苞穎
第一苞穎

① 先端がとても長く伸びる
② 第一苞穎は第二苞穎の半分以下

① 先端は短め
② 第一苞穎は第二苞穎の半分超

佐藤恭子（2018年）を
参考に一部改変

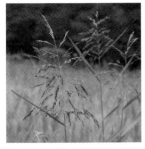
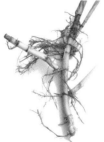
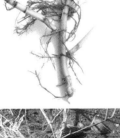
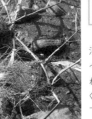
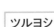

ヨシ（アシ）
Phragmites australis

全国の水辺や休耕田などに育つ多年生。見た目は素っ気ないが、水質浄化や生き物たちの住まい・産卵場所として重要。茎は軽くて頑丈。すだれや茅葺きなどの生活資材として重宝するほか、製紙原料にもなる。秋の風情は日本の原風景。

autumn
& winter

秋冬の薬草

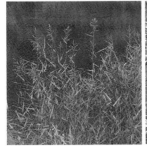

ツルヨシ
Phragmites japonicus

本州〜琉球の河川に育つ多年生。河原を歩くと、ササに似た葉をつけ、地べたを這いまわっている植物がいる。それがツルヨシの一部。本体はヨシと同じくそそり立つ。ツルの一部が切れて流れ、下流で新天地をつくる。新芽が食用にされるが、薬用には使われない。

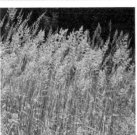
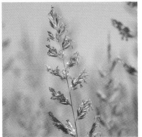

クサヨシ（クサヨシ属）
Phalaris arundinacea

北海道〜九州の水辺に育つ多年生。やはり大人の身の丈を超えるほど大型に育つ。パッと見た雰囲気がヨシを思わせるが、花を見ると明らかに違う。地下の根っこで殖えるため群落になる。利用はされない。

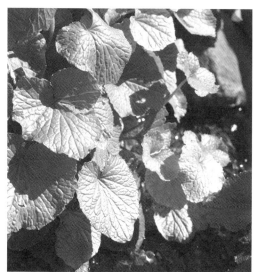

アブラナ科ワサビ属

ワサビ

Eutrema japonicum

性質

多年生

収穫

根／10〜4月（薬用）
葉／4〜7月（食用）

漢方薬・民間薬の一例

食欲増進、防腐・殺菌、扁桃炎の緩和、
リウマチや神経痛の緩和 など

食用

葉を漬け物にすると美味。野生種の根茎は泥
臭く、食用には向かない

🌿 胃が弱い人は避けるべし

　北海道〜九州の丘陵や山地を歩いてい
ると、なにげない道ばたにワサビが野生し
ている。珍しいものではなく、水辺や水場
にごく普通。野生のワサビをすり下ろし、
マグロの刺身につけようものなら、激烈な
泥臭さと後味の醜悪さに驚愕。強烈な悪
寒が背筋を貫くほどマズい。

　一方、葉っぱのほうは美味である。ピ
リっとした辛味が絶妙で、一夜漬けにする
とご飯が進み、お酒のお供にも最適。

　ワサビが住まうエリアには、ユリワサビ
もついてくる。見た目こそまるで違うのだけ
れど、これがまた美味しい。その名にワサ
ビがつくとおり、鼻腔を刺激するピリリとし
た風味が持ち味。漬け物のほか、お浸し、
和え物にすると絶品。ただ、これらは粘膜
に対する刺激がたいそう強く、胃弱の方は
避けたほうがよいとされる。

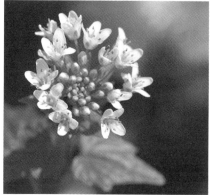

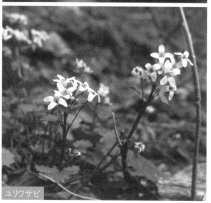

ユリワサビ

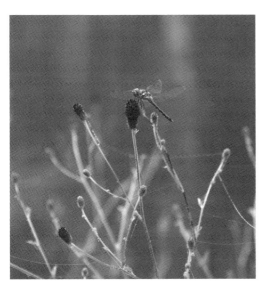

ワレモコウ

Sanguisorba officinalis var. *officinalis*

性質
多年生

収穫
根 ／ 10〜12月（薬用）
葉 ／ 5〜8月（食用）

漢方薬・民間薬の一例
抗菌（大腸菌、チフス菌、ブドウ状球菌、脳膜炎菌）、火傷の治療、止血、皮膚炎 など

食用
若葉の天ぷらは美味

🌿 待ってる甲斐がある名医です。

北海道〜九州の、道ばたや草地に育つ。

葉の姿と花のデザインが、あまりにもユニークなので、忘れがたいほど覚えやすい。

若い葉をちぎると「スイカの香り」がしておもしろい。よく洗ってからサラダに加えたり、天ぷらにすると美味しく愉しむことができる。

薬草としては、根っこが火傷、外傷、湿疹、皮膚炎の治療に著効を示すことが知られる。打撲や捻挫にも、根っこをすり下ろしたものを塗布することで、快復が早まるとされる。

身近な病原菌たちをよく抑えることから、予防薬・解毒薬としても活躍するので大変重宝する薬草である。

根っこの効能は、徹底的に乾燥させるほどよくなるので、新聞紙のうえで3週間ほど日干し乾燥する。待つだけの甲斐がある名医である。

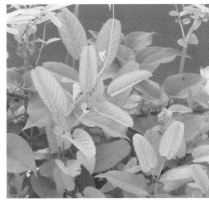

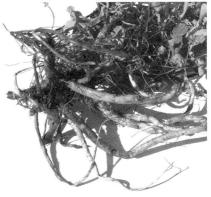

recipe 薬草の味わい方

下ごしらえの基本

基本は「すべて加熱処理する」。野草をサラダに使う場合も同じ。
60度以上の温度で一定時間加熱することで、多くの寄生生物や有害微生物が沈黙する。

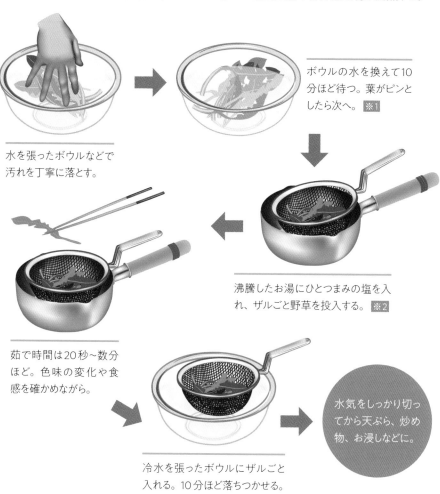

水を張ったボウルなどで
汚れを丁寧に落とす。

ボウルの水を換えて10
分ほど待つ。葉がピンと
したら次へ。 ※1

沸騰したお湯にひとつまみの塩を入
れ、ザルごと野草を投入する。 ※2

茹で時間は20秒〜数分
ほど。色味の変化や食
感を確かめながら。

冷水を張ったボウルにザルごと
入れる。10分ほど落ちつかせる。

水気をしっかり切っ
てから天ぷら、炒め
物、お浸しなどに。

※1 アクが強いもの（フキ、ヤブカラシなど）は数時間から半日ほど浸けておくとよい。水洗いのあと、ナマで試食
し、自分の味覚で調整すると素晴らしい
※2 アクが強いものには重曹をひとつまみ。アクがほとんどないものは、なにも加えずに茹でてもよい

野草茶の基本

野草茶は、季節の野趣を手軽に愉しみつつ、ほどよい作用が期待できる。
適切な方法で乾燥させると香気や風味が増すが、いささか時間と手間がかかる。
以下では手軽にできるシンプルな方法をご紹介する。

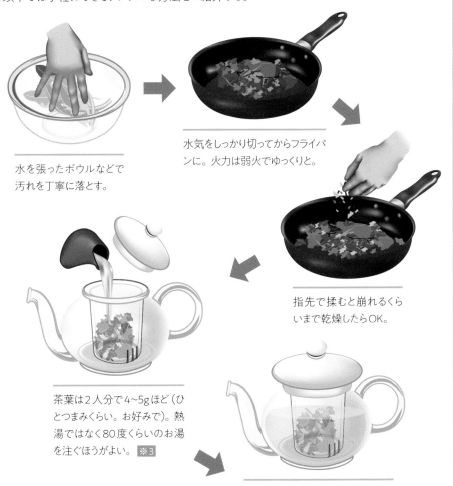

水を張ったボウルなどで
汚れを丁寧に落とす。

水気をしっかり切ってからフライパ
ンに。火力は弱火でゆっくりと。

指先で揉むと崩れるくら
いまで乾燥したらOK。

茶葉は2人分で4~5gほど（ひ
とつまみくらい。お好みで）。熱
湯ではなく80度くらいのお湯
を注ぐほうがよい。 ※3

蒸らす時間は1~2分でOK。長く
蒸らすとエグ味が強くなる。 ※4

recipe

味
わ
い
方

157

薬湯の淹れ方の基本

薬用の目的で利用する場合、いくつかの方法がある。

代表的な淹れ方のひとつをご紹介する。

鍋は土鍋か耐熱ガラス製品が望ましいが、はじめは身近にある道具でよい。

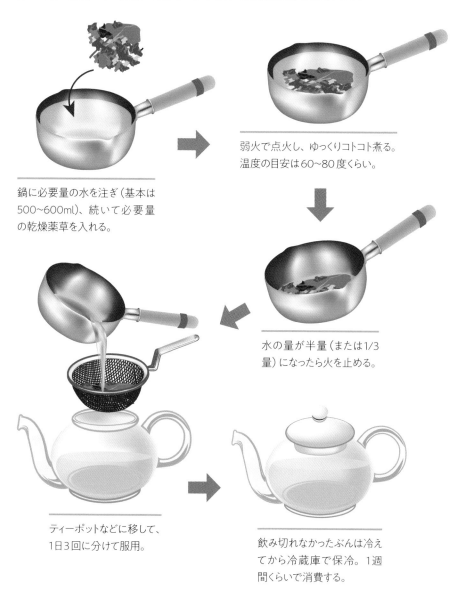

鍋に必要量の水を注ぎ（基本は
500〜600ml）、続いて必要量
の乾燥薬草を入れる。

弱火で点火し、ゆっくりコトコト煮る。
温度の目安は60〜80度くらい。

水の量が半量（または1/3
量）になったら火を止める。

ティーポットなどに移して、
1日3回に分けて服用。

飲み切れなかったぶんは冷え
てから冷蔵庫で保冷。1週
間くらいで消費する。

薬湯利用のガイドライン

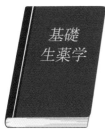

必要量について

薬湯に必要な薬草と水の量は「薬草ごと」に違う。
専門書が指導する分量に従うことが大事になる。

煎じるときのポイント

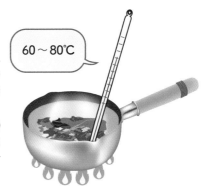

60〜80℃

お湯を沸騰させないように気をつけたい。適切な温度の
目安は60〜80度くらい。高温にすると薬効成分や栄養
成分が減じてしまうからである。
火を止めるタイミングは、水の量が半量（または1/3量）
になってから。薬草によって違うので、専門書の指導に
従う。薬草によって成分の溶け方が違うほか、飲みやす
さも考えられている。

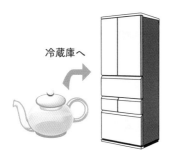

冷蔵庫へ

保管のポイント

基本的に変質しやすく、日持ちはしないと思ってよい。
保冷する場合でも、1週間以内を目安に消費したい。
それ以上保管したものは廃棄する。

飲み方のポイント

はじめて飲む場合、気分が悪くなる人が少な
くない。無理に飲み切る必要はまったくなく、
むしろ廃棄する。すぐに気持ちを切り替え、別
の薬草を試すのがよい。
漢方の専門家に相談すると、飲みやすい配合
や個人にあった飲み方などを教えてもらえる。
真剣に薬用利用を考えている方は、漢方薬局
の門戸を叩くことで、安全な利用はもちろん、
興味も尽きないであろう。

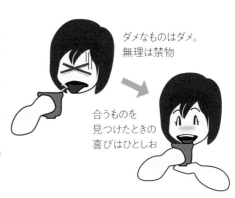

ダメなものはダメ。
無理は禁物

合うものを
見つけたときの
喜びはひとしお

recipe

味
わ
い
方

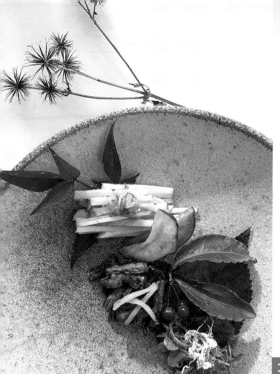

コオニタビラコ P.29

美味しいアイデア

・噛むほど「ほろ苦さ」が立ち上がる。

・少量の葉を料理に加えると風味のアクセントとして「意外な」活躍をみる。

・醤（ひしお）などの発酵食品と好相性。

・油炒めや肉料理とも相性がよい。

下ごしらえのポイント

❶ 水気の多い場所（川辺や田んぼなど）で採取したものは、基本、湯通し。

❷ 丁寧に洗ったら、熱湯にサッと通す。

❸ コオニタビラコが多いとほかの素材とケンカする。スパイス的に少量で。

コオニタビラコとズイキの発酵和え

ナズナ P.56

美味しいアイデア

・風味にクセやエグ味はなく食べやすい。天ぷら、炒め物、椀物、和え物などで。

・つぼみがついた花穂も美味しい。天ぷら、お浸し、和え物、炒め物など。

・根にはゴボウの香味があって美味。きんぴら、鍋物、煮物料理などで。

下ごしらえのポイント

❶ 土埃をかぶっていることが多いため、丁寧に洗ってこれを落とすことがもっとも大事に。アクやエグ味はほぼない。

❷ 塩茹では軽く鍋で躍らせる程度でよい（根は水洗い後、皮を剥いて調理に）。

ナズナとタンポポのナムル

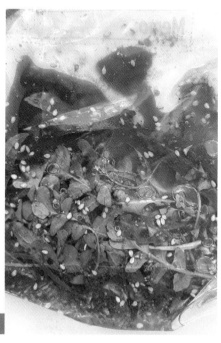

タンポポ

P.52

美味しいアイデア

・葉には「ほろ苦さ」と「渋み」がある。天ぷら、
　炒め料理、和え物、漬け物など。
・花はクセがなく食べやすい。時に甘い。ナマの
　まま、酢の物、揚げ物などで。
・根はお茶のほかきんぴら料理などでも。

下ごしらえのポイント

❶ 全草の土埃を水洗いで丁寧に落とす。
❷ ボウルにたっぷり水を入れて、葉と花を20〜
　30分ほど浸しておく。
❸ 花は水気を切ったらそのまま使う。葉の塩茹で
　時間は「葉がしんなり」してくるくらい。食感を
　確かめながら茹でる。

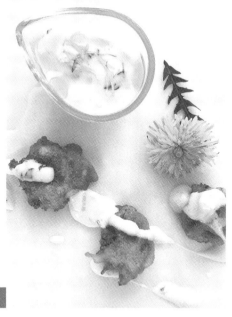

セイヨウタンポポのフリット

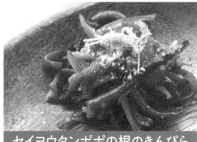

セイヨウタンポポの根のきんぴら

花のシロップ（左図）はレモネードや
紅茶にそっと加えると美味しい。ハチミ
ツ代わりになり、お菓子作りや料理の
隠し味にも応用可。

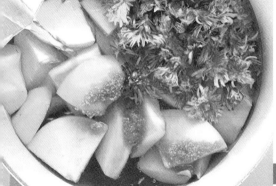

・タンポポの花：約50個
・リンゴ：1個
・甜菜糖：約450g
・レモン：1個
・水：1リットル

30分ほど煮てシ
ロップだけ濾したも
のを冷蔵庫で保存

セイヨウタンポポのシロップ

recipe

味わい方

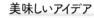

ノビル

美味しいアイデア

・下ごしらえがほぼ必要ない秀逸な食材。
・葉の香味は優しくアサツキ風。薬味として活躍するほか卵料理、練り物料理に混ぜる。
・鱗茎はエシャロットと同等の刺激的な香味。そのまま味噌をつけて。刻んで肉料理に。

下ごしらえのポイント

❶しっかり水洗いしたら、そのまま利用できる。

> 下ごしらえの間に、葉にネギに似た香りがあることを確認する。臭いがなく、ひらべったい葉が混入していたら確実に取り除く（有毒種である〝スイセンの葉〟の可能性がある）。

春の味噌汁

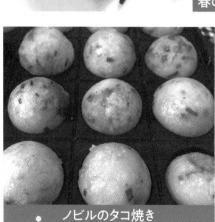

ノビルのタコ焼き

タコ焼き、餃子、ガレットなどに混ぜても美味。彩りもよく食欲をそそる。

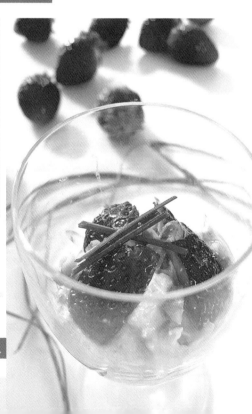

フルーツとあわせても〝意外なオーラ〟を醸しだすからおもしろい。

ノビルの白和え

フキノトウ

P.68

美味しいアイデア

・アクが強いので下ごしらえが重要。
・フキ味噌、椀物の具、炒め料理などに使う場合
　は、塩茹でしてアク抜きする。
・外皮と内側の花穂を別々にして茹でてもよい。
　色味が保て、アクもしっかり抜ける。

下ごしらえのポイント

❶ 丁寧に水洗いしたら茎や葉の茶色く変色した
　部分を取り除き、水を張ったボウルに浸してお
　く。次の準備ができたら水気を切る。
❷ 天ぷらはそのまま調理。塩茹でする場合は、茹
　で時間2〜3分。水を張ったボウルに移して
　20〜30分待つ。

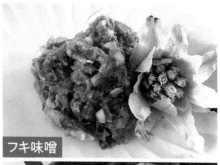

フキ味噌

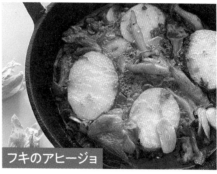

フキのアヒージョ

ハコベ

P.62

美味しいアイデア

・健康に育ったハコベほど風味に青臭さがあ
　る。サッと塩茹ですると食べやすくなる。
・茹でて水にさらし、水気を切ったら海苔やか
　つおぶしとあわせてお浸しに。
・和え物や炒め料理にもよくあう。

下ごしらえのポイント

❶ 塩茹では、食感を損なわない程度に。熱湯
　の中で軽く躍らせるイメージ。
❷ お湯からあげたら流水で身を締める。これだ
　けでずいぶん食べやすくなる。

豆乳やヨーグルトとあわせると
青臭さがなくなり風味もほどよく
なる。

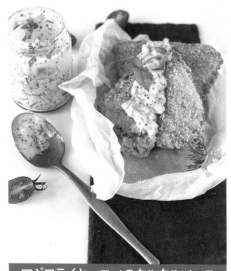

アジフライとハコベのタルタルソース

recipe

味
わ
い
方

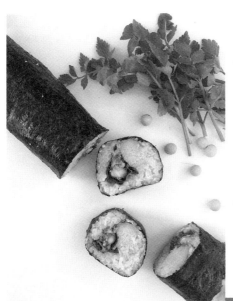

セリ

P.46

美味しいアイデア

・セリ、クレソンは、寄生虫の「仮の宿」にされやすい。安全確保の目的で加熱調理を強くお勧めする。

・加熱時間は1～数分でよい。長く加熱すると食感を損ないエグ味が増す。

・根が香気も高く美味。浅漬けは絶品。

下ごしらえのポイント

❶ 指先でしっかり洗うと虫の卵や寄生虫を除去できる。手間がかかる場合はサッと洗って❷へ。

❷ 塩茹でを1～数分やり、それから冷たい流水で身を引き締める。

野草恵方巻

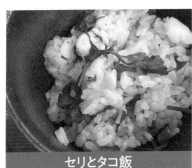

セリとタコ飯

セリは肉料理とも相性抜群。

・セリ：1カップ　・豚ひき肉：200ｇ
・タマネギ：中1/2個　・パン粉：大さじ3
・豆乳：大さじ3（仕上げ分は別途）
・片栗粉、塩、コショウ：適量
・ケチャップ：大さじ4
・オイスターソース：小さじ1
・ハチミツ：小さじ1　・酒：小さじ1

セリのミートボール

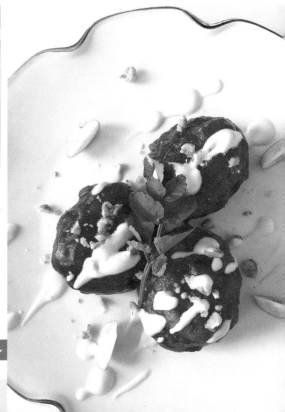

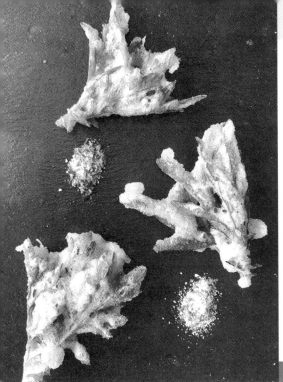

ヨモギ P.78

美味しいアイデア

・葉には「苦味」と「エグ味」がある。天ぷ
　らにすると気にならず、美味しい。
・お浸し、和え物、炒め物などにする場合は
　下ごしらえで風味を整えたい。
・乾燥させて茶葉にしたり入浴剤にもなる。

下ごしらえのポイント

❶ 全草の土埃を水洗いで丁寧に落とす。
❷ 水を張ったボウルに入れ、葉がピンと伸
　びるまで待ってから❸へ。
❸ 塩茹で時間は10秒ほど。お湯からあげ
　たら冷水を張ったボウルに10分ほど浸
　けておく。

ヨモギの天ぷら

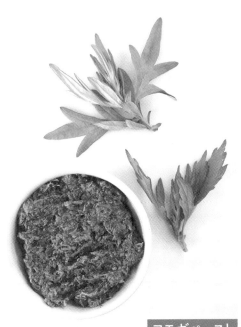

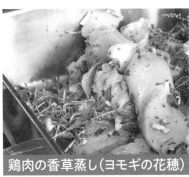

鶏肉の香草蒸し（ヨモギの花穂）

recipe

味わい方

パスタソースに。冷や奴にかけたり、
豆腐と混ぜればヨモギ寿司に。冷蔵
保存は1週間。

・ヨモギの葉：1カップ
・甘酒（or みりん）：1/2カップ
・味噌：小さじ2
・醤油：大さじ2
・黒ゴマ油：大さじ1
・塩：適量

ヨモギペースト

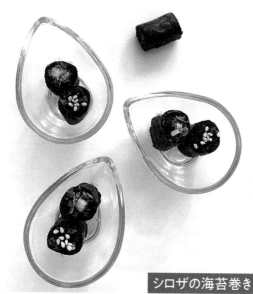

美味しいアイデア

・なんとも言えぬ「独特なクセ」が曲者。塩茹でするだけで美味しく化ける。

・加熱は短めに。高い栄養素と薬用成分の損失を最小限に留めたい。

・上手に処理すればシロザは万能薬膳。味噌汁の具、炒め物、揚げ物に最適。

下ごしらえのポイント

❶ 水洗いのとき、葉の表面の粉状物質を指の腹で撫でるように落とす。

❷ 塩茹では熱湯の場合、10〜20秒ほど。食感を確かめ（お好みで）、お湯からあげ、冷水で締める。

シロザの海苔巻き

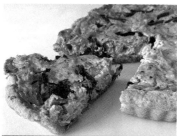

シロザのキッシュ

〝収穫方法〟が最大ポイント
「開花前」の「柔らかな葉」を贅沢に選ぶ。下ごしらえをすれば葉物野菜と遜色なし。やや大きく展開した葉は天ぷらやかき揚げなどの揚げ料理にすると美味。卵料理や肉料理とあわせてもクセが見事に消え去る。

「つぼみがついた花穂」も美味。シャクシャクした爽快な食感が愉しい。天ぷら、軽く塩茹でしてお浸し、汁の具で愉しむ。

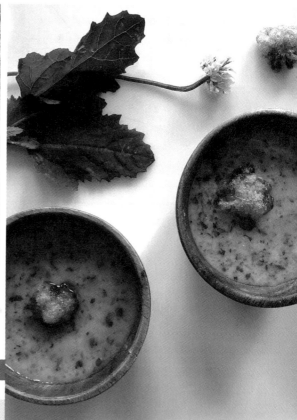

シロザのポタージュ

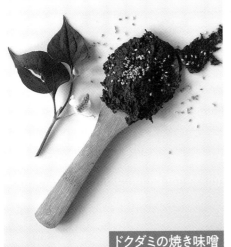

ドクダミの焼き味噌

ドクダミ P.108

美味しいアイデア

・葉の臭いは〝加熱〟か〝乾燥〟で消せる。抗
  菌作用は弱まるが、ほかの作用は保持。

・根も食用となる。臭いはいっそう強いので一度
  乾燥させるか長期の味噌漬けで。

・乾燥葉のお茶は思いのほか美味しい。

下ごしらえのポイント

❶ 水洗いのあと水を張ったボウルに入れ、葉が
   ピンと伸びるまで待ってから❷へ。

❷ 塩茹で時間は20〜30秒ほど。冷水を入れ
   たボウルに10分ほど浸ける。

❸ 揚げ物にする場合、爆ぜることがあるので葉
   の表面に軽く切れ目を入れるとよい。

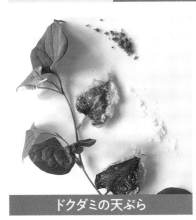

ドクダミの天ぷら

下処理の基本を守れば甘い薬膳
デザートにも。乾燥葉の薬湯も料理
で使えば一挙両得。

・ドクダミの葉：20枚
・水：1と1/2カップ
・甜菜糖：大さじ2
・寒天パウダー：小さじ1/2
・塩：ひとつまみ
・くず粉：小さじ1 ＋ 水：小さじ1/2
・黒蜜・きな粉：お好みで

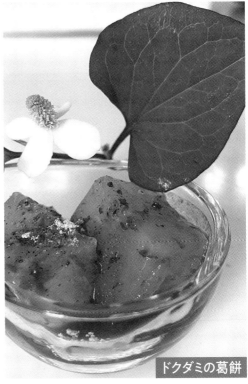

ドクダミの葛餅

味わい方

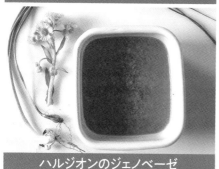

ハルジオン P.66

美味しいアイデア

・噛むほどに「ほろ苦さ」がでてくる。

・天ぷらなどの揚げ物は下ごしらえなしで。下ごしらえをすると多彩な料理へ応用可能に。

・お浸し、和え物、炒め料理で美味しく。ノビルとあわせてソースにしても美味。

下ごしらえのポイント

❶ 若葉やつぼみ（茎ごと）は水洗いしてお湯が沸くまで冷水に浸けておく。

❷ 塩茹で時間は20〜30秒。熱湯からあげたら冷水に10分ほど浸けておく。

ハルジオンの春巻き

ハルジオンのジェノベーゼ

> よく似たヒメジョオンも食用となるが、ハルジオンのほうが風味が優り美味しく使える。

カキドオシ P.30

美味しいアイデア

・ミント風の香味と爽やかな後味が持ち味。やや苦味をもつ場合もある。

・天ぷらなどの揚げ物では下ごしらえなしで。

・肉料理の香味づけやソースにしても美味。糖分の吸収効率を下げるので相性抜群。

下ごしらえのポイント

❶ よく水洗いをしたら、そのまま利用可。

❷ 陰干し乾燥させると薬効と香味が増す。ハーブティーに加えたりハーバルバスにも最適。カビないように風通しのよい場所で乾燥させるのがポイント。新聞紙の上か、束ねて軒下などで。

野草のセビーチェ

カキドオシのサルサソース

ヤブカンゾウ — P.111

美味しいアイデア

・全草にクセはなくヌメリと甘味がある。
・新芽は塩茹でなどの下ごしらえで味わいに深みが。お浸し、和え物、炒め料理に。
・初夏のつぼみは贅沢な逸品。炒め料理でもよいが柑橘系とあわせたお浸しは絶品。

下ごしらえのポイント

❶ 若芽やつぼみはしっかり水洗いする。
❷ 塩茹では20〜30秒ほど。熱湯からあげたら冷水で身を引き締める。
❸ 開花した花も「花びら」だけ残して水洗い。天ぷらもよいし、小さじ1杯の酢を入れた熱湯で軽く茹で、水にさらして酢の物にすると色味もそのまま愉しめる。

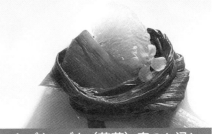

ヤブカンゾウ（若芽）春のお浸し

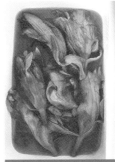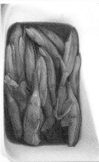

ヤブカンゾウ（つぼみ）夏のお浸し2種

ヤハズエンドウ — P.48

美味しいアイデア

・クセは皆無でソラ豆みたいな味わい。
・葉と花に下ごしらえはほぼ不要。丁寧に洗えばそのまま利用可。
・天ぷら、サラダ、お浸しなどなんでもあう。開花期の茎葉は筋張るので初学者は避けたほうが無難。
・未熟なマメはサヤごと塩茹で。

下ごしらえのポイント

❶ 葉は水洗いだけでそのまま利用可。
❷ 未熟なマメのサヤは、丸ごと塩茹でに。20〜30秒ほど茹でたら冷水にさらす。
❸ そのまま辛子マヨネーズをつけて。マメだけ取りだした豆ごはんも美味。残ったサヤもお浸し、和え物で。

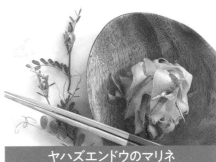

ヤハズエンドウのマリネ

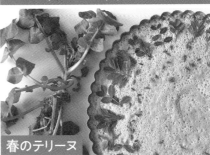

春のテリーヌ

味わい方

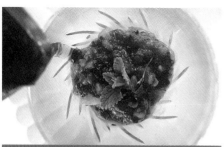

スミレ P.45

美味しいアイデア

・葉の後味には苦味がある。天ぷら、和え物にすると気にならない。

・花に香りがある種族の花はナマで使う。サラダ、前菜、アペリティフに添えて。お菓子作りやデザートにもよくあう。

下ごしらえのポイント

❶ 葉をしっかり洗ったら、花と一緒に冷水を張ったボウルに数分ほど浸けておく（花の中に小さな虫が入っているため）。

❷ 葉を天ぷらにする場合はそのまま利用。花もゴミを除いたら香りが新鮮なうちに。

❸ 葉の塩茹では20秒ほどでよい。

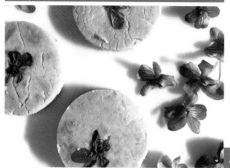

イチゴのグラニテ ヴァイオレットソース

スミレのクッキー

パンジー P.145

美味しいアイデア

・クセやエグ味はなく食べやすい。

・天ぷらにしたり、サラダや前菜に添えても華やぎが。

・花の色素が美しく溶けだすのを利用してドリンクやデザートの色づけに。

下ごしらえのポイント

❶ 花が新鮮なうちに冷水を張ったボウルに入れてピンとさせる。

❷ それから指先で優しく洗い、料理などに飾りつける。

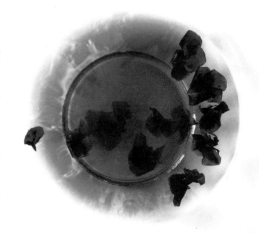

パンジーのオーロラ

クズ

P.90

美味しいアイデア

・つる先と若葉はクセがなく美味。天ぷら、炒め
　料理、和え物などで。
・花は香りが高く甘味がある。天ぷらか、ナマの
　まま酢の物、添え物などで。

下ごしらえのポイント

❶ つる先と葉はしっかり洗う。

❷ ボウルに冷水を張り、花を10分ほど浸しておく
　（微細な虫が入っているため）。

❸ 花は水気を切ったらそのまま使う。つる先や若
　葉の塩茹で時間は30秒ほどで。葉の色味
　が白っぽくなったらお湯からあげる。

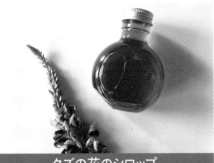

クズの花のシロップ

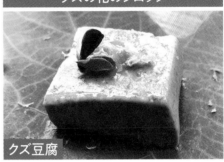

クズ豆腐

フジ

P.146

美味しいアイデア

・若葉（淡い黄緑色で柔らかい葉）は
　天ぷらで。
・フジのつぼみも甘味があり食べやす
　い。天ぷらなどの揚げ物か、和え物に。
・花はナマのままでもよいし、お浸し、酢
　の物、漬け物でシンプルに愉しめる。

下ごしらえのポイント

❶ 若葉とつぼみはしっかり洗ってから
　薄くころもをつけて天ぷらなどの揚げ
　物で。

❷ 花びらがつぼみから顔をだしているも
　のは冷水を張ったボウルに10分ほ
　ど浸してから調理に進む（小さな虫
　がいることがあるため）。

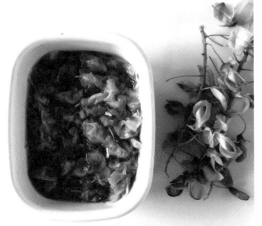

フジの花漬け

recipe

味わい方

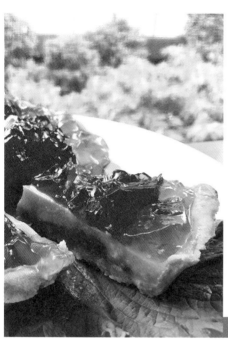

シソ

P.94

美味しいアイデア

・下ごしらえがほぼ必要ない食材。
・葉は香りが高く柔らかなものを選んで採取。天ぷら、薬味、漬け物、清涼飲料など。
・花穂は天ぷらで。あるいは花穂をばらして薬味やスパイスにしても美味。

下ごしらえのポイント

❶しっかり水洗いしたら、そのまま利用できる。

> 野生のシソは、食感と香りが個体ごとでバラつきが大きい。採取のときに「味見」をしながら「よい葉」だけを集めたい。

シソのタルト

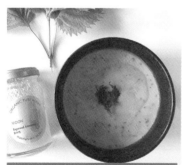

シソのヴィシソワーズ

> 見て香るだけで食欲を刺激される逸品に。下に敷いたのはクズの葉。抗菌作用がある。

・アオジソの葉：2〜3枚
・ミョウガの甘酢漬け：2〜3個
・すし酢：大さじ1
・新しょうが：細切り 大さじ1
・白ごま：小さじ1
・ゆかり：お好みで

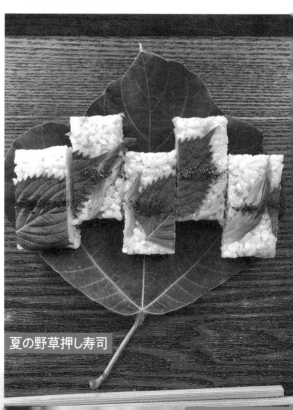

夏の野草押し寿司

イノコヅチ P.124

美味しいアイデア

・見た目と違ってクセがない。下ごしらえはサッと
　やるだけで十分。

・天ぷらなどの揚げ物にするとサクサクしたエビ
　煎餅の風味。とても美味しい。

・お浸し、和え物、炒め物にもあう。

下ごしらえのポイント

❶ 柔らかな葉を選んで採取したら、丁寧に水洗
　いする。

❷ 天ぷらは水気を切ったらそのまま調理。塩茹
　でする場合は、茹で時間20秒ほど。水を
　張ったボウルに移して10分待つ。

❸ はじめて調理・試食する場合は、簡単な揚
　げ物か炒め物をお勧めする。

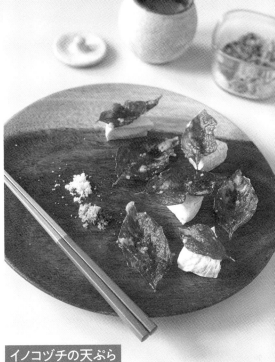

イノコヅチの天ぷら

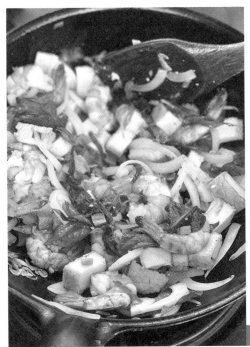

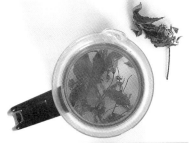

イノコヅチ茶

炒め料理に使う場合、仕上げの段階で
加えるとよい。食感と風味がしっかり残る。

野草それぞれには〝独特のクセ〟がある。ア
ジア料理にすると、それが美味しいアクセン
トに化ける。ナンプラー、辛味調味料と相
性抜群なので、ぜひお試しを。

野草パッタイ

recipe

味わい方

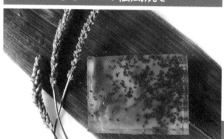

オオバコの松風焼き

オオバコ

美味しいアイデア

・オオバコの葉は、痛んでいない新鮮なものを採取。冬と春がお勧め。

・葉を試食して苦味が強い場合は下記の下ごしらえをするとよい。

・種子はそのまま使える。ナッツの香味。

下ごしらえのポイント

① オオバコの葉はしなびるのが早い。水洗いしたら葉がピンとなるまで水に浸しておく。

② 沸騰したお湯にひとつまみの塩を加え葉がしんなりするまで茹でる。お湯からあげたら水を張ったボウルに移して10分ほど待つ。

③ 天ぷら、炒め物で試食すると美味。

オオバコの種子 琥珀羊羹

ハハコグサ

美味しいアイデア

・全草がもこもこした毛まみれなので土埃りがこびりつく。丁寧に洗うことが大事に。

・クセはないが、繊維が残りやすい。茹でたら包丁で細かく刻んでから草餅などに。

・手軽に愉しむなら天ぷらで。花期のものは花ごと食べられる。お茶にしても美味しい。

下ごしらえのポイント

① よく水洗いをしたら、そのまま利用可。水気をしっかり切った春の若芽、花期の全草を天ぷらで愉しむ。

② お茶にする場合はナマのままでも可。詳しくは「野草茶の基本 P.158」を参照。

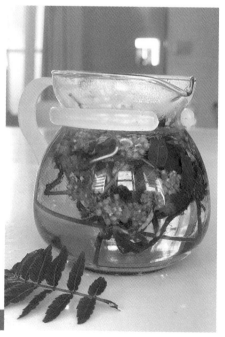

ハハコグサ茶

ヤブカラシ P.85

美味しいアイデア

・全草に極めて強い辛味とアクがある。唯一の
　例外が「つる先」と「若葉」。
・春の新芽が狙い目だが、秋にも新芽が伸びて
　くる。ヌメる食感と辛味が持ち味。
・辛味がもっとも強烈な根っこも味噌漬けで食べ
　る地域がある。これは勇気のある方だけ。

下ごしらえのポイント

❶ つる先と若葉を、丁寧に水洗いする。
❷ 沸騰したお湯に塩をひとつまみ入れ、再沸騰
　から1分ほど茹で、水にさらす。
❸ 夏から秋の葉は、茹でたあと、冷水を張った
　ボウルに醤油大さじ1を加え、浸ける。アクや
　辛味が強い植物はこうするとよい。

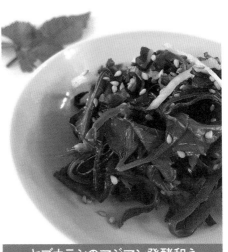

ヤブカラシのアジアン発酵和え

カナムグラ P.85

美味しいアイデア

・無愛想な表情のわりにクセや青臭さはない。葉
　には毛が多いので水洗いを丁寧に。
・初夏のつる先を収穫して、天ぷら、お浸し、和え
　物に。意外と美味しい。
・ホップに似た結実は、乾燥させて薬草茶に。

下ごしらえのポイント

❶ 茎葉に毛が多いので、丁寧に洗い流す。
❷ 沸騰したお湯にひとつまみの塩を加え、つる先
　や葉がしんなりするまで茹でる。お湯からあげた
　ら水を張ったボウルに移して10分ほど待つ。
❸ 天ぷら、和え物、炒め物にすると美味。

カナムグラ・チップス

recipe

味わい方

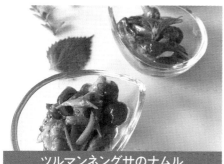

ツルマンネングサのナムル

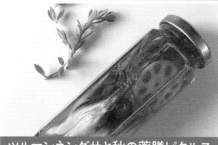

ツルマンネングサと秋の薬膳ピクルス

ツルマンネングサ P.115

美味しいアイデア

・クセと青臭さがまったくない。使い勝手のよい
　美味しい薬草。
・生えている場所が人と犬の散歩道なので、衛
　生管理上、下ごしらえは必須。

下ごしらえのポイント

❶ 丁寧に水洗いしたら、沸騰したお湯に塩をひ
　とつまみ加え、サッと茹でる。
❷ 冷水を張ったボウルに移して10分ほど身を
　引き締める。
❸ 水気を切ったら、天ぷら、和え物、炒め物、酢
　の物、椀物の具に。

スベリヒユ（P.100）も同じ要領で愉し
むことができる。どちらも食材として優秀

キンミズヒキ P.88

美味しいアイデア

・葉は秋から冬のロゼットが狙い目。
・天ぷらか、下ごしらえして炒め物に。夏の花は、
　水洗いしたらそのまま利用可。
・開花期の全草を乾燥させたものはハーブティー
　に最適。爽快な入浴剤にもなる。

下ごしらえのポイント

❶ 花はよく水洗いをしたら利用可。
❷ 秋冬のロゼット葉は、水洗い後、熱湯に塩をひ
　とつまみ加え、30秒ほど茹でる。

＜アグリモニー・ソースのレシピ＞
こぶりの厚底鍋にバルサミコ酢1/2カップを
入れて中火で沸騰させる。ここにキンミズヒキ
の葉2枚と栗の蜂蜜小さじ1を混ぜてすり潰
したものを加え、半量になるまでコトコト煮る。

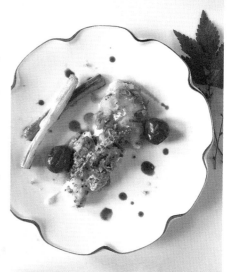

アグリモニーソース de 真鱈のムニエル

シャクチリソバ —— P.103

美味しいアイデア

・この植物は花まで辛い。茎葉はいうまでもなくもっとエグい辛さが満ちる。

・本種の苦味は「ミネラル分」や「薬効成分」なので活かしたい。「肉」や「塩気」と相性がよい。

下ごしらえのポイント

❶ 丁寧に水洗いしたら、沸騰したお湯に塩をひとつまみ加え、サッと茹でる。

❷ 冷水を張ったボウルに移して10分ほど身を引き締める。

❸ 生ハム、ベーコンなど塩気の強いものとあわせることで「苦味」も美味しさの特徴として愉しめるようになる。

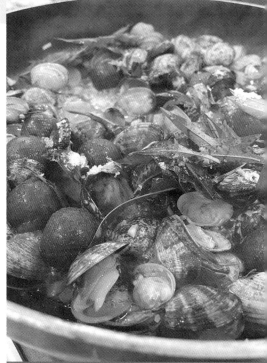

シャクチリソバの野草ボンゴレビアンコ

スイバ —— P.91

美味しいアイデア

・茎が美味しいという珍しい植物。シュウ酸が豊富なため下ごしらえが必須。

・春から初夏にかけて、茎を採取して皮を剥き、下ごしらえのあと、酢の物、椀物の具に。

・葉のスイバ味噌も味わい深い調味料となる。

下ごしらえのポイント

❶ 茎は水洗いして外皮を剥く。

❷ 沸騰したお湯にひとつまみの重曹を加え柔らかくなるまで茹でる。冷水を張ったボウルに移して30分ほど待つ。

> ❶ 葉を沸騰した湯に大さじ1の塩を加え、葉色が変わるまで茹で、水にさらす。
> ❷ ミキサー（すり鉢）にスイバの葉4枚と白味噌大さじ1を入れて混ぜる。

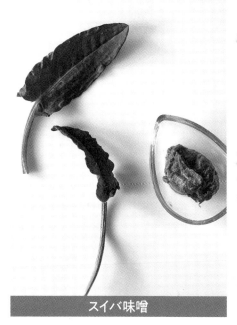

スイバ味噌

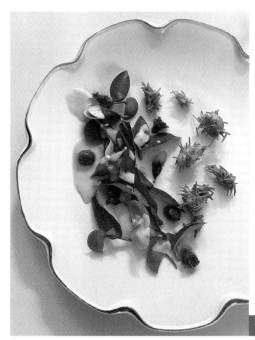

ジャノヒゲ P.98

美味しいアイデア

・根のナッツ状に太った部分は香味抜群。優しい生姜風味で、食感も快活。生食可。

・よく似たナガバジャノヒゲは、ナッツ状の部分が極めて少ない。しっかり見分けて採取したい。

下ごしらえのポイント

❶ 丁寧に水洗いしたら、そのまま天ぷらに。

❷ 刻んで使えば風味づけの薬膳スパイスに。チャーハン、餃子、麺類の薬味となる。

❸ 薬用茶に使う場合は日干し乾燥させる。

ジャノヒゲ 晩夏の薬膳プレート

ヤブラン P.99

美味しいアイデア

・薬用として根茎が注目されがちだが、つぼみと花が美味。ナマでも甘味が愉しい。

・花穂を揚げ物にすると、ポップコーンの芳ばしい香りがキッチンにたなびく。塩をして食べれば、もうポップコーン。

下ごしらえのポイント

❶ 軽く水洗いして、冷水を張ったボウルに数分ほど浸ける。花や茎についている微細な虫を取り除く。

❷ 水気をしっかり拭いたら、揚げ物料理に。

❸ 花穂の「軸（茎）」の部分が筋っぽい場合がある。歯が弱い人は、食べるときに花穂だけを前歯でこそぐようにして食べる。

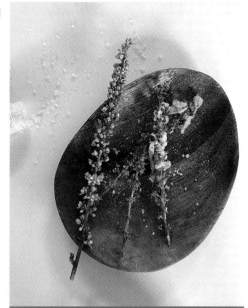

ヤブランの花の天ぷら

アブラナ ── P.33　P.56

美味しいアイデア

・つぼみがついた花穂は花茎ごとお浸
　しで。
・全体的にほろ苦い。水にさらす時間
　を長めにすると苦味は和らぐ。
・塩味のある肉類と炒めれば苦味がうま
　味に。

下ごしらえのポイント

❶ 葉とつぼみは、よく水洗いしたら水気
　を切って天ぷらなどの揚げ物料理で。
❷ 開花直前のつぼみは花茎ごと塩茹で
　してお浸し、和え物で。茹で時間は食
　感を確かめながらお好みにあわせて。
❸ 意外な食材とあう。チョコとあわせると
　雰囲気も愉しくとっても美味。

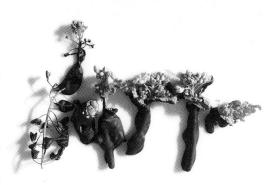

菜の花とナズナのバレンタインチョコレート

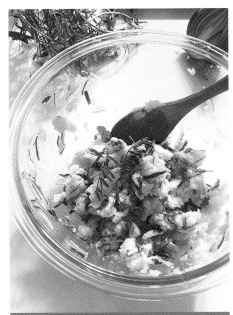

ナヨクサフジ 大人のポテサラ

ナヨクサフジ ── P.49

美味しいアイデア

・茎葉には苦味や青臭さがなく、食べやすい。
　天ぷら、素揚げ、炒め物で香味を愉しむ。
・鮮やかな花穂も食用となるのが嬉しい。花つき
　がよいのでたくさん収穫できる。

下ごしらえのポイント

❶ 茎葉はしっかり水洗いして、冷水を張ったボウ
　ルに葉がピンとなるまで浸けておく。
❷ 水気をしっかり拭いたら、揚げ物料理に。爽
　快な食感と香味を愉しみたい。

ブルーチーズ、紫タマネギ、粒マスタード
という大人っぽい取り合わせに、ナヨクサ
フジの洒落た葉と花穂をあしらうことで、華
やぎと遊び心があふれたポテサラに。

索引

index

index

索引

参考文献

『パートナー生薬学 (改訂第4版)』 木内文之・小松かつ子・三巻祥浩／編集　南江堂　2022年

『新訂原色牧野和漢薬草大図鑑』 岡田稔／監修　北隆館　2002年

『漢方生薬実用事典』 三浦於菟／監修・執筆 サンディ・スワンダ、田力／共著　ガイアブックス　2012年

『生薬・薬用植物語源集成』 内林政夫／著 (財)　武田科学振興財団　2004年

『食べられる野生植物大事典』 橋本郁三／著　柏書房　2003年

『世界薬用植物百科事典』 アンドリュー・シェヴァリエ／著　誠文堂新光社　2000年

『フレーバー・マトリックス』 ジェイムズ・ブリシオーネ、ブルック・パーカースト／著　SBクリエイティブ 2021年

『野草と暮らす365日』 山下智道／著　山と渓谷社　2018年

『なんでもハーブ284』 山下智道／著　文一総合出版　2020年

『人もペットも気をつけたい 園芸有毒植物図鑑』 土橋豊／著　淡交社　2015年

『毒と薬の科学』 船山信次／著　朝倉書店　2007年

『神奈川県植物誌2018』 神奈川県植物誌調査会／編　2018年

『岐阜県植物誌』 岐阜県植物誌調査会／編著　2019年

『野に咲く花 (増補改訂新版)』 門田裕一、林弥栄／監修　山と渓谷社　2015年

『山に咲く花 (増補改訂新版)』 門田裕一／監修、畔上能力／編ほか　山と渓谷社　2013年

『日本の帰化植物』 清水建美／編　平凡社　2003年

『フィールド版 日本の野生植物 (草本)』 佐竹義輔、大井次三郎ほか／編　平凡社　1985年

『帰化&外来植物950種』 森昭彦／著　秀和システム　2020年

『復刻・拡大版　植物学ラテン語辞典』 豊国秀夫／編　ぎょうせい　2009年

『オックスフォード植物学辞典』 駒嶺穆／監訳　朝倉書店　2004年

ほか多数の文献・論文・報文などを参照

見つけて食べて愉しむ
季節の薬用植物150種

発行日	2023年1月20日	第1版第1刷
	2024年8月23日	第1版第3刷

著　者　森　昭彦

協　力　宇佐美　望樹

発行者　斉藤　和邦

発行所　株式会社　秀和システム
　　　　〒135-0016
　　　　東京都江東区東陽2-4-2　新宮ビル2F
　　　　Tel 03-6264-3105 (販売) Fax 03-6264-3094

印刷所　三松堂印刷株式会社　　　　Printed in Japan

ISBN978-4-7980-6828-2 C0545